JN105405

眼科医が教える あきらめていた 目もとのクマ・たるみは自分で治せる!

眼科医 医学博士
平松類

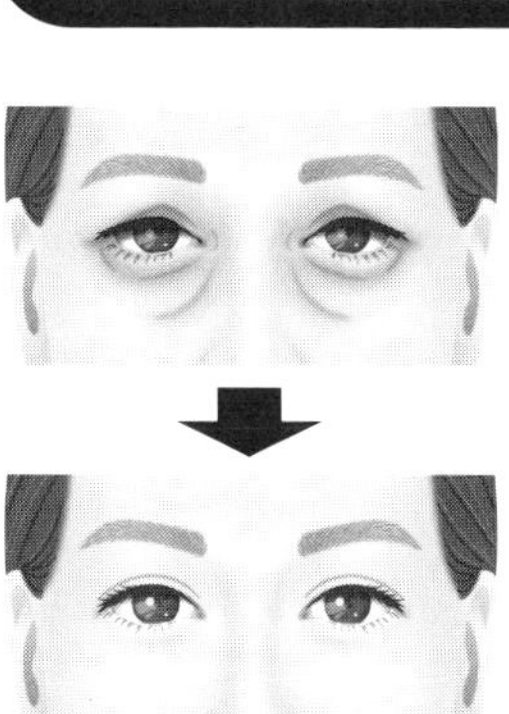

PHP

はじめに

みなさんは「目もと」に自信がありますか？

目の周りは、顔の中でもとりわけ年齢が現れやすい場所です。

目じりに細かいシワが出てきたり、たるんできたり、昔よりもクマが濃くなったり、皮膚が下がってきて目が小さくなったり……。

まだそんな実感がない方は、試しに、5〜10年前の自分の写真を見てみましょう。

「え？　昔、こんなに目がパッチリしてたの⁉」

「プックリしてた涙袋が、今、なくなってる⁉」

と、改めて気づくかもしれません。


さて、こうした見た目の変化は、意外に多くのデメリットをもたらしていることをご存じでしょうか。

「当然、見た目が老けるのはデメリットですよね」と思われた方、それも正解ですが、ほかにもあるのです。

目もとの若々しさが失われるとき、同時に「眼球」も衰えています。白目が黄ばんできたり、ドライアイになったり、やたらと涙が出たり。

眼球をコントロールする筋肉が衰えると、いわゆる「目力」――まなざしの力も弱まります。誰かと話をするときに、きちんと目を合わせていないかのような印象を与えてしまうこともあるのです。

「目は心の窓」「目は口ほどにものを言う」ということわざがありますね。

まなざしには心の中が現れる、ということを、人は経験上知っています。

ですからコミュニケーションをとるとき、相手の目がしっかりこちらを見ているか、視線が泳いでいないかを、みな多かれ少なかれ意識するのです。

もしあなたが、お友達の話を聞きながら、ちゃんと見ているつもりなのに知らず知らず「ぼやけた視線」になっていたら……「ちゃんと聞いてくれてないの?」と誤解される可能性も。これはある意味、「老ける」以上に大きなデメリットではないでしょうか。


でも心配ご無用。年齢を重ねても、きちんとケアをすれば目は若返ります。

この本では、「若い目もと&眼球」のための、セルフケアとトレーニングの方法をお伝えします。

これまで、メイクで無理に目を大きくしようとしっかり描き込んでいた人も、メイク以上の効果に驚かれるはず。

目の周りのハリや透明感、キラキラと輝くまなざし。

見た目はもちろんのこと、「眼球の若返り」によって、対人関係までもが好転する魔法のケアを、ぜひ今日から始めてみてください。

平松 類

『眼科医が教える　あきらめていた目もとのクマ・たるみは自分で治せる！』　もくじ

第二章　すぐに始める目もとケア

第三章

放っておけない危険なサイン

第一章

若々しい印象は目もとで9割決まる！

9割の人が第一印象を「目」で決めている

目は、「見る」と同時に「見られている」

みなさんもよくご存じのとおり、目はものを見るための器官です。

視覚を使って、人間は外界を認識します。ほかに聴覚・嗅覚・触覚・味覚も使いますが、もっともたくさんの情報量をとり入れているのは、やはり視覚です。

「見る」器官であると同時に、目は「見られる」器官でもあります。

みなさんは、誰かの姿を見て「この人は○○さんだ」と見分ける決め手はどこだと思いますか？　おそらくほとんどの人が「顔」と答えるでしょう。

では、顔の中でも決め手になるのはどこかというと……それも目なのです。

人間の脳の「側頭連合野」には、人の顔を判別する細胞があります。この細胞は目と鼻と口に反応しますが、とりわけ強く、目に反応します。

雑誌の記事で顔を伏せた写真を出すときは、鼻でも口でも耳でもなく、目を隠しますね。有名人の方々もよく、外を歩くときは色の濃いサングラスをかけて、自分だと知られないようにしています。

目を隠すだけで、その人のことが見分けづらくなる――つまり目は、「その人の印象そのもの」です。

あるアンケート調査では、「見た目の第一印象を決めるうえで重要な顔のパーツは？」という質問をし、複数回答で答えてもらったところ、「目」と答えた人が91％と、堂々の1位。以下、唇と答えた人は37％、髪型が35％、輪郭16％という結果になりました（『コンタクトレンズのアイシティ』調べ）。

とすると、「好感を持たれるか否か」の鍵も、目にあるということです。

さて、あなたの目は、好感を持たれる目でしょうか。

生き生きと輝いていますか？　パッチリと見開いていますか？　目の周りの肌はつややかでしょうか？

もし「今ひとつ自信がない」なら、その目もと、ぜひ変えていきましょう！

女性の目もとは男性よりも衰えやすい

「皮膚」「筋肉」「血流」が三大ポイント

目もとの衰えに悩むのは、大半が女性の方々です。男性、とくに中年以上の男性は、同じ年ごろの女性ほど「見た目」を気にしない方が多いですし、そもそも、女性に比べるとはるかにシワやたるみが目もとに現れにくいのです。ドライアイに悩む人も、女性の3分の1程度です。

なぜそんな差が生まれるのでしょうか。理由は主に3つあります。

①皮膚の強さ
②筋肉の強さ
③血流

皮膚が薄いほど、シワは寄りやすくなります。目もとは肌の中で一番表皮が薄く、ほかの部分の表皮の約3分の1。とはいえ男性は女性より皮膚が厚いため、40〜50代ごろならばまだまだシワは目立ちません。

筋肉も、男性のほうが強靭です。目を動かしたり、まぶたを開閉したりする筋肉もしっかりしているので、目もとのハリを比較的長期間保てます。

男性は、血流も全般に活発です。女性は男性より冷えやすく、血流が滞りやすい傾向があります。血流が悪いと皮膚のターンオーバーも進みづらく、目の下の血流が滞ることでクマも出やすくなります。

また、目の周りの血流が鈍いと、脳は何とかして目に酸素や栄養を送ろうと頑張ります。その結果、血管の数がやたらと増えて、充血も起こりやすくなります。

さらには「目の冷え」が、ドライアイを起こすこともあります。

このように、女性の目もとの衰えはさまざまな形で現れます。

しかしこうして理由がわかると、対策も見えてきます。皮膚の薄さだけはどうにもなりませんが、「筋力」と「血流」はいくらでも改善できます。この2つはこの先も重要なキーワードになりますから、ぜひ覚えておいてください。

目もとの衰えは、こんなところに現れる

クマ、たるみ、シワだけではない加齢現象のいろいろ

目もとの衰えは、「単独」で起こることはまずありません。筋肉が落ちること、血流が滞ること、そして女性特有の身体の変化があること。それらは複合的に、そして同時多発的に、いくつもの「衰えサイン」として現れます。あなたは次のうち、いくつにあてはまるでしょうか？

□目の下がたるんでぽってりしてきた
□目じりにシワが寄り、笑うと深くなる
□目の下のクマが濃い
□目が充血しやすくなった

□まぶたが重く、目がパッチリしなくなってきた
□二重まぶたが崩れてきた
□ドライアイの傾向が出てきた
□白目が黄ばんでいる

これらのうち、クマ・たるみ・シワは多くの人が悩むところでしょう。

「目がパッチリしなくなってきた」のは、まぶたの筋力が落ちてきた兆候。老年期に入っていよいよ筋力が弱まると、まぶたが垂れ下がる「眼瞼下垂《がんけんかすい》」という現象が起き、手術が必要になる人もいます。

一方、こうした自覚症状があまりない「衰えサイン」もあります。

たとえば、ほとんど知られていないことですが、眼球にもシワが寄ります。また、黒目の中の「瞳」＝瞳孔《どうこう》も加齢とともに小さくなります。

さらには、斜視というほどではないにしろ、黒目の位置もズレやすくなります。

これらの自覚しづらい変化についても、後ほど詳しくお話ししましょう。

女性の目の周囲は「スッキリしてから衰える」

若いころは涙袋、中年期以降は「たるみ」に？

目の下にぽってりと皮膚が垂れ下がる「たるみ」。

この原因は、筋力が衰えて、皮膚を支えられなくなることがまずひとつ。

もうひとつは、肌のハリが失われてくることです。

もともと目の下は、笑うとプックリと膨らむものです。いわゆる「涙袋」と呼ばれるもので、若い女性のチャームポイントです。しかしこの膨らみは、年齢を重ねると、位置や形が変わります。

皮膚のハリが失われると、目の下からすぐに膨らむのではなく、もう少し下の部分――眼窩《がんか》のすぐ上の部分に膨らみが「溜まる」感じになります。つまり、重心が下がるのです。

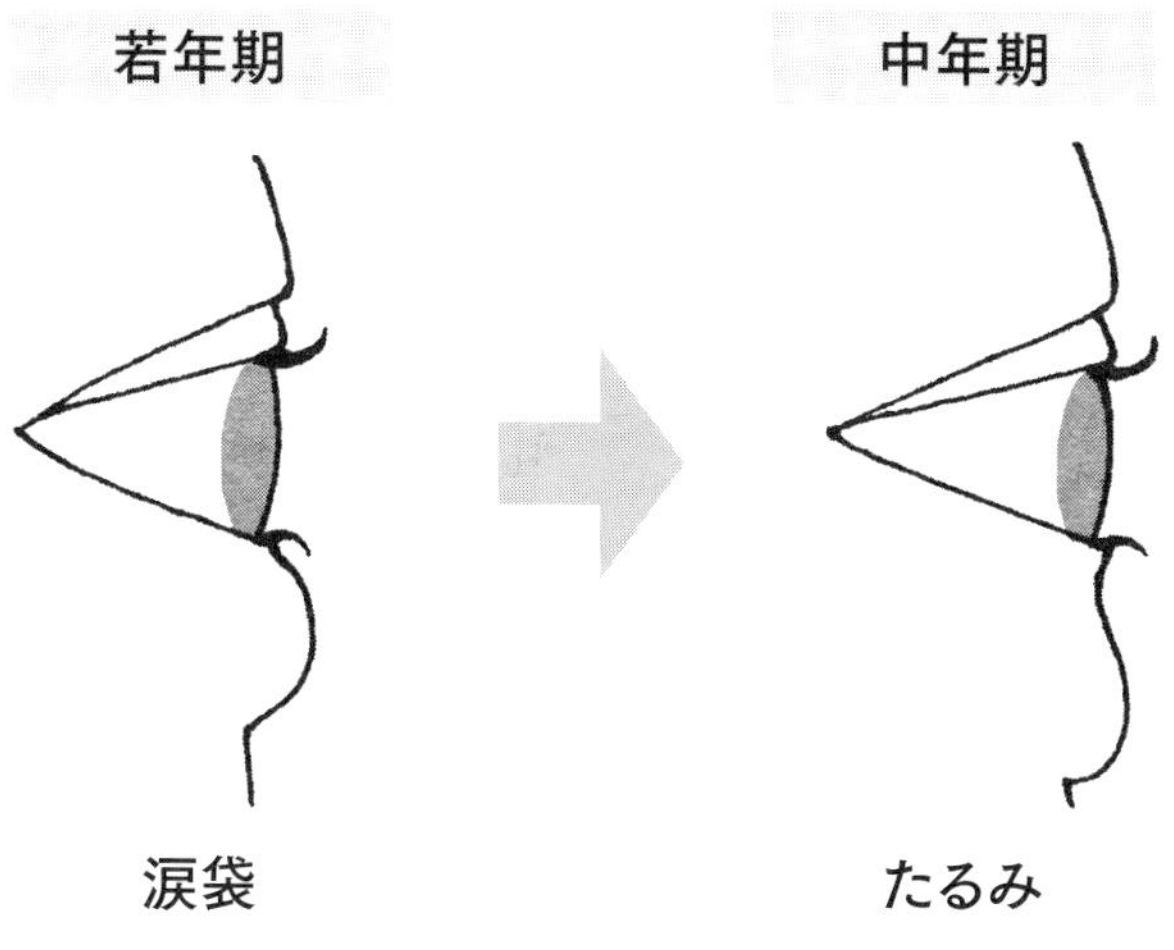

ちなみに、目の上にも似た現象は起こります。こちらの場合、子どものころはプックリ→大人になってスッキリ→その後にハリが失われる、という変化をたどります。

10代のころは一重もしくは奥二重で、20～30代で二重になった、という人がよくいます。30代の皮膚は、ハリは10代にかなわなくとも、脂肪がとれて目がクッキリします。今どきの方々なら40代も含め、「目もとが一番美しい時期」です。

その後に筋肉が衰え、まぶたが落ちてくる変化が訪れるわけですが、これは、予防が可能です。

40～50代、もしくは60～70代でも、垂れる前にトレーニングすればスッキリ・クッキリを保てます。中高年の方々は、このチャンスを逃さないようにしましょう。

涙袋で「クマ隠し」ができる!?

天然のハイライトで目の下を明るく！

前項で、涙袋とたるみはどちらも「目の下の膨らみ」だとお話ししましたね。

では、涙袋とクマとは、どのような関係にあるのでしょうか。

涙袋は目のすぐ下にプックリとできますが、クマはさらにその下の、広い範囲にできますね。

そして、涙袋の膨らみは、目の下を白く光っているように見せる効果がありま す。実際、涙袋をより目立たせるために白いハイライトを引いて、光の反射をさらに高めるメイクもありますね。目の下が明るいと、瞳の輝きも増しているように感じられます。

対して、クマはその逆です。目の下が黒ずんでいると、重たく暗い印象になってしまいます。クマをなくせば、涙袋がよりクッキリと見えます。

逆に、涙袋を「つくる」ことでクマを目立たなくする、という方法もあります。メイクなしでもきれいな膨らみが目立つようになれば、クマはそれほど気にならなくなります。

ポイントは、目の周りをグルリと囲む「眼輪筋《がんりんきん》」。この筋肉が弱いと、涙袋ではなくたるみになります。かつ、血流が悪いとハリがなくなり、やはりたるみに。

涙袋の下のラインを押して血流をアップさせ、肌に「クセづけ」をしましょう。

眼輪筋を鍛えるトレーニングもおすすめ。次章に登場する「高速まばたき（58ページ）」なら効果的に鍛えられます。

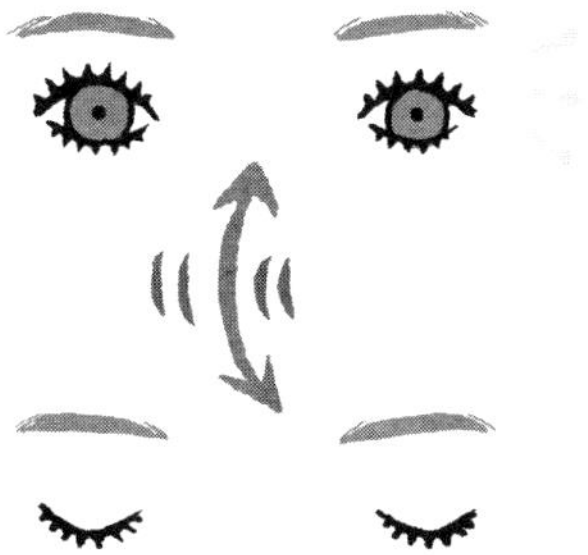

クマができる理由は3つある

青クマ・茶クマ・黒クマの違いを知っておこう

目の周りは皮膚が薄いので、皮膚の下で起きていることの影響が、すぐ外見に影響します。目の下のクマは、その代表格です。

疲れややつれを感じさせるこのクマは、医学的な分類ではありませんが、原因によって3つの種類に分けることができます。

①青クマ：血流が悪く、血液が淀むために目の下が青黒く見える現象。これは静脈の滞りの現れですが、中には動脈の滞りで赤黒く見える人もいます。この「赤クマ」も青クマと同じ、血行不良が原因です。

目を酷使したあとに一時的に現れるケースのほか、冷え性の人によく出ます。

②黒クマ‥シワやたるみ、膨らみなど、目の下の立体的な凹凸によって影が出たもの。年齢を重ねた人のほか、まぶたの脂肪が多いタイプの人によく見られます。目を強くこすったり、泣いたあとにこのクマが現れることも。

③茶クマ‥目の下の「シミ」、つまり色素が沈着した状態。こちらも目をこすったり掻《か》いたりする物理的な刺激のほか、紫外線の影響によって出やすくなります。

「では、私はどのタイプだろう」……と思われるでしょうが、ほとんどの方は、この3つの複合型です。血流の滞り・凹凸・色素沈着は誰にでも多かれ少なかれ起こっているので、「どの要素が強いか」という見方をするのが正解です。

ときどき「子どものころからクマはありました」という人がいますが、これは凹凸による黒クマと考えてよいでしょう。その後、大人になるにつれ、血行不良の青クマ、色素沈着の茶クマの要素が強まっていきます。

あなたのクマはどれに近い？　セルフ診断

目の下を引っ張ると、自分のタイプがわかる

どんな人のクマも、「青クマ（≒赤クマ）・黒クマ・茶クマ」の3つのタイプの複合型だ、と先ほどお話ししましたね。とはいえやはり、どのタイプに近いかは、人によってそれぞれ違います。

どのタイプに近いかを調べるのは簡単。目の下の皮膚を「引っ張る」だけでわかります。クマのすぐ下に指の第一関節から第二関節の間の部分をあて、真下に引っ張ってみましょう。

〈青クマ・赤クマ〉

クマの位置が動かないまま薄くなります。皮膚の下で血流が滞っているということなので、青クマだとわかります。

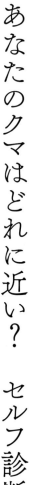

〈黒クマ〉

青クマと同じく、位置は動かず薄くなるか、もしくは消えます。青クマと区別するには、顔を上げてみましょう。これで薄くなる、もしくは消えるなら、凹凸が原因だということなので、黒クマだとわかります。

〈茶クマ〉

薄くならないまま、クマが一緒に動くとしたら、色素沈着の茶クマ。物理的刺激や紫外線で皮膚の色が変わった状態です。

目のクマタイプセルフ診断

①クマの下に指をあて
真下に引っ張る

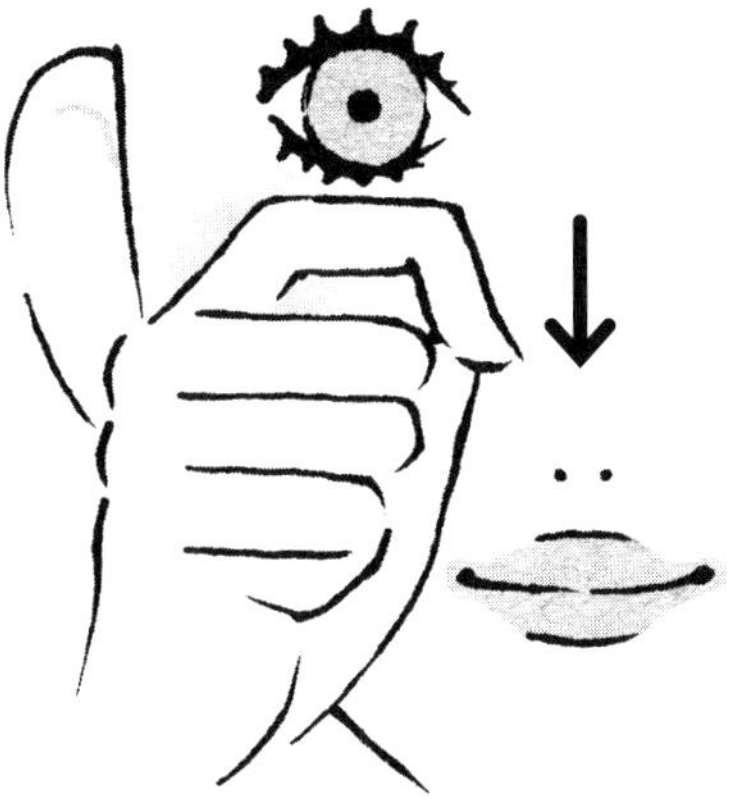

②①の状態のまま
顔を上げる

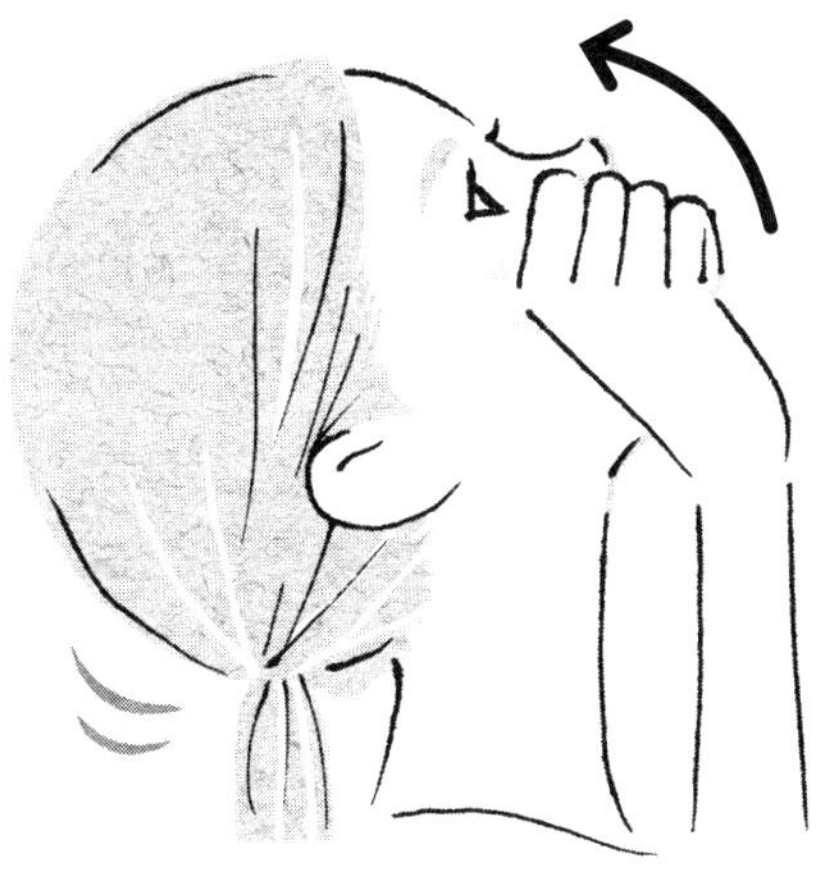

睡眠不足とクマの関係

寝不足のときにできるのは「青クマ」だった

ふだんクマのない人も、寝不足の日は目の下が青黒くなりますね。もともとクマの目立つ人なら、いつもよりさらに濃くなるでしょう。

これは、クマの3つのタイプのうち「青クマ」にあたります。睡眠不足が、血行不良を起こさせるからです。

ではなぜ、睡眠が足りないと血行不良になるのでしょうか。

睡眠中は、自律神経のうち「副交感神経」がONになる時間です。副交感神経が働くとき、身体はリラックスモードに。呼吸は深くなり、血管が拡張されて、血液がゆったりと全身を巡ります。

交感神経はその逆です。緊張モードなので呼吸は浅く、血管は収縮し、血流は少なくなります。

寝ていない時間が多かったということは、交感神経ONの時間が長かったということであり、ひいては、血の巡りが不足していたということなのです。

さらには、睡眠不足によってダメージの回復ができません。血管が受けているダメージは日々回復が必要ですが、睡眠不足によって阻害されてしまいます。となれば血管が蛇行したり、老廃物が溜まりやすくなったりするために血流が悪くなるという、悪循環に陥ってしまいます。

血液の流れが悪くなると、血中の酸素濃度が下がります。すると、赤血球の中の赤い色素「ヘモグロビン」が黒く変化します。それが透けて見えるのが、青クマです。

女性の身体の変化は、目にどう関係する？

「更年期」は「老化」とは別だと考えよう

「目の寿命は70歳くらいまで」という言い方を聞いたことがありますか？

70歳になるころには、ほとんどの人が白内障や緑内障など、何らかの疾患を抱えてしまうという考え方です。近年はスマートフォンの普及もあり、そうした方がさらに増えているのが実情です。

衰えの始まるタイミングには個人差がありますが、だいたい40代ごろとみてよいでしょう。老眼の症状が出始めるのも、だいたい45歳ごろからです。同時並行的に、クマやたるみも進みます。

ただし、それは「何のケアもしなければ」の話。とくに女性の場合は、大前提として「年齢ごとに身体が変わる」ことを押さえたうえでケアをするのが有効です。

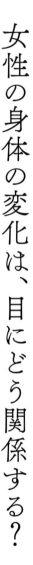

女性には「生理周期」がありますね。これは、目にも大きく関係します。

排卵後の高温期には「プロゲステロン」というホルモンの影響で全身がむくみやすく、まぶたも腫れぼったくなります。逆に、生理のあとは「エストロゲン」というホルモンが出て、肌の状態が良くなり、まぶたのむくみもとれ、目にも潤いが出て、輝きが増します。

一方、このサイクルがおわる「閉経」の前後が、更年期と呼ばれる時期。40代ごろからホルモンの分泌が不安定になってきて、のぼせや倦怠感、イライラ感などさまざまな変調が起こります。

目もとのハリが失われてくるのも同じ時期ですし、次ページでお話ししますが、ドライアイの症状が出てくる方もいます。

とはいえ、閉経をマイナスイメージでとらえる必要はありません。閉経は病気ではなく、さらに言えば老化でもありません。

老化というよりは、女性ホルモンが減るという「変化」です。悲観しすぎず、対応策さえちゃんととれば大丈夫、と心得ておきましょう。

更年期以降は「涙の質」が変わる

ドライアイの原因は「油の凝固」にあった！

女性ホルモンの分泌が低下してくると、ドライアイが起こりやすくなります。

それは、「涙の質」が変わるからです。ドライアイというと「涙が足りなくなること」だと思われがちですが、そのタイプのドライアイは全体の5％程度で、95％は質の変化によるものです。では、どのように質が変わるのでしょうか。

涙は大まかに言うと、①水分②油分③ムチンというたんぱく質でできています。

ドライアイはこのうち、油分の分泌が減ることで起こります。

なぜ減るのかというと、「油が固まる」からです。

目の油は本来、まぶたの上下に無数にある「マイボーム腺」というところからジンワリと染み出すのですが、固形化すれば出口のところで詰まってしまいます。

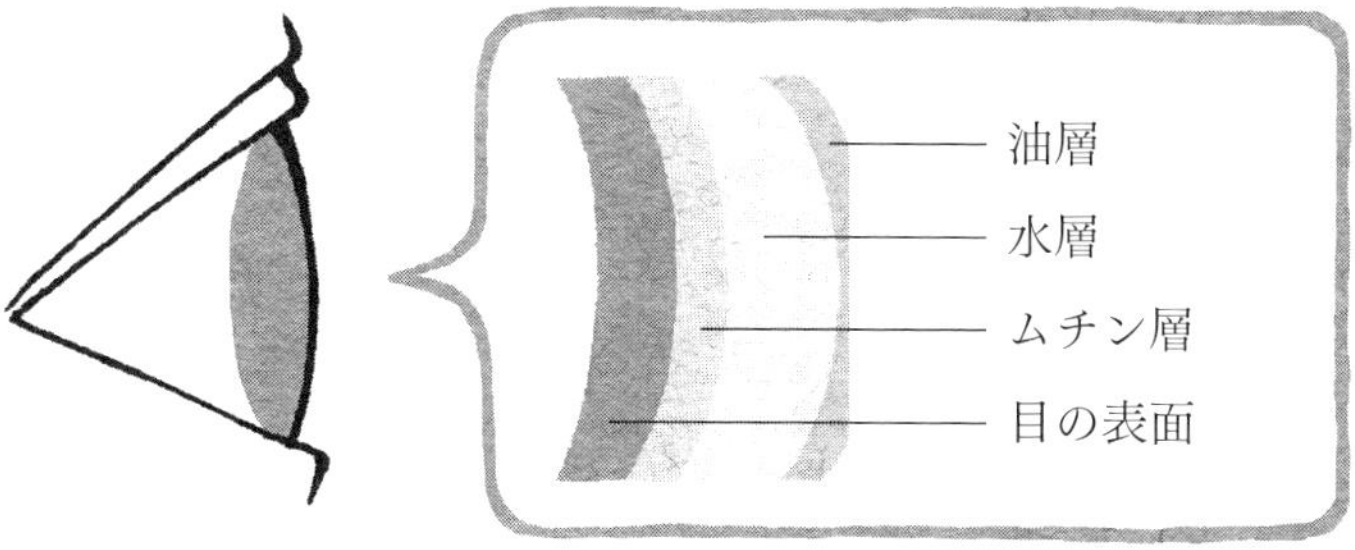

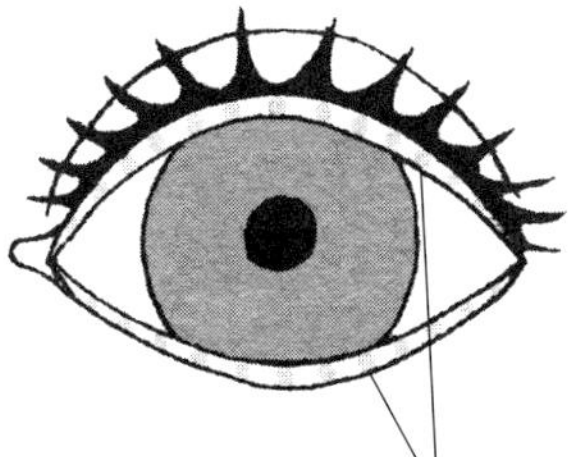

粘度のあるムチン層が目の表面に水分を溜め、水層は酸素や栄養を含み目に栄養を与える。まぶたのまつ毛の内側にある「マイボーム腺」から分泌される油分が、水分の蒸発を防ぎ目の潤いを保つ。

みなさんはスキンケアのとき、化粧水のあとにクリームなど油分を含むものを塗り、潤いに「フタ」をするでしょう。涙の油分も同じく、目の表面の水分をキープする役割を果たすのですが、この状態になると涙はサラサラと流れ去り、すぐに目は乾いてしまいます。

なおこの現象は、目の冷えも一因となります。目の血流が悪くなることで、油が固まるのです。逆に言うと、冷えをとり除けば涙の質はもとに戻せるということ。ホルモンの変化による油の分泌低下もしっかり補完できます。

「目の冷え」をとれば、全身がよみがえる

脳を疲れさせる「むき出しの臓器」の影響とは

ここまでに、「目の冷え」という言葉が何度か出てきましたね。これは、まぶたの血流が悪い状態をさします。

目の冷え性になる人は、たいていの場合、全身の冷え性にも悩んでいます。というと「全身の血流が悪いから、目も冷える」と思われるでしょうか。

もちろん、その要素も皆無だとは言いません。しかし多くはその逆です。「目の血流不足から、全身の冷えが起こる」のです。

目は、「むき出しの臓器」と呼ばれています。心臓も肺も胃腸も身体の内側にありますが、目だけはむき出しです。「ものを見る」のが仕事である以上、外界に直接触れていなくてはならないのです。

加えて、目は視神経を通じて脳に直結しています。脳からは全身に12対の神経が出ていますが、視神経だけが目という出口を通して外と触れているわけです。

目に負担をかけると、その影響は脳にダイレクトに届きます。すると脳が全身に出す指令も変調をきたし、全身の不調につながります。頭痛、肩凝り、腰痛、疲労感、メンタル不調……例を挙げればきりがありませんが、「冷え」もまた、その不調のひとつです。

冷えは脳からつながる「自律神経」のバランスが崩れることで起こります。自律神経の役割は、心臓の動き・胃腸の活動・体温調節など、あらゆる体内活動をコントロールすること。覚醒・緊張時に優位になる「交感神経」と、リラックス時に優位になる「副交感神経」の2つが、交互に働いています。

自律神経は、光・音・温度などさまざまなものに反応しますが、そのうちもっとも影響を受けやすいのが光です。目を酷使するとすばやく反応し、交感神経が優位になります。すると血管は縮み、血流が抑えられます。この状態が長時間続くと、体温が下がり、目も全身も冷えた状態が慢性化してしまうのです。

シワは皮膚だけでなく「眼球」にもできる！

「悲しくないのに涙が出る」のは白目のシワのせい

目もとの悩みと言えば「シワ」が気になる、という方も多いですね。

シワが寄るのは、皮膚が薄く、柔らかい場所です。目もとはその代表格であり、小さなきっかけでシワができてしまいます。

たとえば、紫外線の影響はとりわけ強く出ますし、乾燥もシワが寄るきっかけになります。

ものに触れたりこすれたりといった、日常のダメージもシワの原因になります。

また若い間は顔に適度な脂肪がついていて肌がパンと張っていた人が、年齢を重ねて脂肪が落ちることで、あまった皮膚がシワになるケースもあります。

さて、これらの皮膚の変化は、鏡を見れば自分の目でも確かめられますね。

その一方で、気づかないうちに増えるシワもあります。

それが「眼球のシワ」です。

眼球というと、みなさんはきっと、カッチリと硬い球形をイメージされるでしょう。しかし実際のところ、硬いのは黒目の部分だけで、白目は柔らかいのです。

眼球の表面には、角膜・強膜・結膜があります。角膜は黒目の部分で、強膜と結膜は白目。白目では、硬い強膜を、柔らかい結膜が覆っています。

この結膜は、加齢とともにシワが寄りやすくなります。

「悲しくないし、あくびもしていないのに、ときどきポロっと涙が出る」ことはありませんか？

あるとしたら、結膜にシワが寄っている印。涙がシワに引っかかって、流れるべきところに流れず、目の外にあふれているのです。

水分が外に出てしまうので、涙が出ているにもかかわらず、眼球は乾きます。目の周りが涙で刺激され、かぶれを誘発することもあります。ドライアイと同じ対処で、目の潤いをとり戻すことが必要です。

目も皮膚も、きちんと生まれ変わる

「朝の目やに」は目のターンオーバーの印

白目には、シワだけでなく、シミもできます。

赤ちゃんの白目は、透明感のある、青みがかった白色をしていますね。この色味は年齢とともに変わり、だんだんと黄みを帯びてきます。また、「結膜母斑《けつまくぼはん》」と言って、皮膚のシミと同じような茶色い点がポツリとできることもあります。

黒目にも、加齢の影響は出てきます。

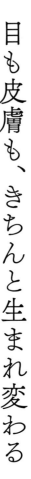

黒目中の黒目、つまり「瞳孔」の部分が小さくなってくるのです。

「瞳」という言葉にはロマンチックな響きがありますね。実際、瞳孔が大きいと、とても魅力的に見えます。イタリア語で「美しい女性」を意味する、ベラドンナという植物があります。その理由は、ベラドンナから抽出されるエキスに、瞳孔を大きくする成分が含まれているからだそうです。

そんな瞳が小さくなってしまうのは、なんとも残念ですね。瞳は筋肉の変化などによって小さくなってしまいます。さらには、黒目が小さくなる「老人環」という、瞳孔のふちの部分が白くなってしまう現象もあります。

――ここまで述べてきたシワ、シミ、瞳孔の縮みなどの加齢現象は、ターンオーバー、つまり「入れ替わり」を促進すれば、いったんできてしまった人でも、改善できます。

皮膚が絶えず新しく生まれ、古い皮膚が「垢」としてはがれていくことはご存じのとおり。眼球も、同じように絶えず生まれ変わっています。

白目も黒目も毎日ターンオーバーしていて、その「垢」にあたるのが目やにです。朝起きたときに目やにが出ているのは、それだけ目が生まれ変わったということ。

その新しい組織が、栄養分たっぷりの元気なものなら、皮膚や眼球の老化は食い止められます。血流を良くすれば、さまざまな悩みが一挙に解決するのです。

目が小さくなってくるのは「筋力不足」のせい

「おでこのシワ」はまぶた下がりのサインかも？

さて、血流のほかにもうひとつ、目の悩みを解決するコツがあると述べたことをご記憶でしょうか。そう、14ページで述べた「筋力」です。

目の周りの筋力をアップさせると、もちろん血流も上がりますし、「目を開ける力」がアップします。

まぶたの周りの筋肉が衰えてくると、まぶたが少し垂れ下がったような感じになり、目がひと回り小さくなったように見えます。

この傾向が進むと、高齢者の方によく見られる「眼瞼下垂」に。まぶたがきちんと開かず、視野が狭くなる状態です。進行すると、まぶたを切開して縫い縮めたり、糸を通して折りたたんだり、といった手術が必要となります。

そうした変化が起こり始めるのは、個人差はあるものの、だいたい50〜60歳ごろです。「私はまったく、そんな気配はありません」「目も別に小さくなってませんよ」と言う方も、油断はできません。

もし、ここ数年でおでこのシワが深くなっているとしたら要注意です。目が開きづらくなっているのを、おでこの筋肉を動かすことで「代替」している可能性があります。目の筋肉のかわりに、おでこに頑張らせているわけです。

これを続けていると、まぶたの下がりが放置されるだけでなく、おでこの筋肉に無理な力をかけているために、頭痛や肩凝り、慢性疲労が起こりがちになります。

次章で紹介するセルフケアで、今のうちからまぶたを鍛えましょう。目の周りの筋肉はとても小さいので、ほかの筋肉よりも簡単に鍛えられます。

筋力アップにはトレーニングだけでなく、栄養分＝たんぱく質も欠かせません。運動しながら、肉や魚をきちんととることが大切です。

こうして筋力が戻れば、目がパッチリ開くうえに、おでこのシワも消えて、疲れや肩凝りも解消と、まさにいいことずくめです。

物理的ダメージにご用心

メイク、コンタクトレンズ……目の周りは刺激がいっぱい

眼瞼下垂の原因は、筋力低下だけではありません。

目に異物をあてたりこすったりする物理的刺激も、まぶたの筋肉にダメージを与えます。

花粉症の季節などに目がかゆくてこすってしまうのも物理的刺激ですし、さらに日常的なものでは、メイクが挙げられます。

目のきわにアイラインやアイシャドウを引いたり、落としたりするときの刺激はもちろん、もうひとつ見逃せないのが「まぶたのダニ」。

濃いアイメイクをしている人や、メイクをきれいに落としきれていない人のまぶたには、化粧品の成分をエサにするダニがすみつきます。その結果、充血、クマ、

目やにが増加。そして、かゆみも起こります。するとさらにこするので、物理的刺激が増えてしまいます。

目に負担をかけないコツやダニ防止の方法は次章で説明しますが、ここではもうひとつ、コンタクトレンズをつけている方にアドバイスをしましょう。

もしハードコンタクトをお使いなら、ソフトコンタクトか、メガネに変えることをおすすめします。とくに50代以降の女性はハードレンズの使用率が高め。まだハードが主流だったころにコンタクトレンズの使用を始めて、それを習慣的に継続させている方が多いのです。

しかし硬いレンズをつけていると、まばたきのたびに、まぶたが内側から刺激され、その結果、まぶたがダメージを受けて下がってきます。コンタクトレンズによる眼瞼下垂は、眼科医の間ではよく知られた症状です。

使い慣れていて今さら変えられない、という方は、せめて装着を短時間にしましょう。また、ハードコンタクトの上からこまめに目薬をさすことも大事です。水分が潤滑剤になって、まぶた裏へのダメージをある程度減らせるでしょう。

目の筋肉が衰えると黒目がズレる

「上の空」がバレやすくなる!?

筋力の低下は、意外なところにも影響を及ぼします。ものを見る方向を定める力が弱くなり、黒目の位置が、外向きにわずかにズレてくるのです。

それははたから見てわかるほどのズレではありません。しかし、なんとなく「ボーッとしている」「目が泳いでいる」という印象を与えます。

本人も、対象物を意識してしっかり見るときはまっすぐな視線なのですが、ぼんやり見ているときだけ、ズレが出てきます。

この現象はなかなかのクセモノです。というのも、人の話をうんうんと聞きながら、実は別のことを考えている……というときに、その内心が相手に伝わりやすくなるからです。「この人、適当にあいづちを打っているだけで、本当は上の空なのね」と、気づかないうちにムッとされているかもしれません。

このズレが始まっているかどうかを調べるのは簡単です。
①鏡の前に立ち、片目を隠した状態で、自分の顔をじっと見ます。
②その後、パッと手を離します。
このとき、隠していたほうの黒目の位置が少しでもズレていれば、ズレが始まっています。疲れているときはとくにズレが大きくなるので、「目を休めましょう」のサインととらえましょう。

60ページでは、ズレを矯正するセルフケアも紹介します。こうして筋力をつけて、ズレにくい目を整えると、見た目の印象が良くなります。

加えて、「手元の作業が楽になる」というメリットも。

読書をしたりスマートフォンを見たりと、手元のものをじっと見るときは、距離が近いぶん、「寄り目」に近い視線となります。このとき、黒目を内側に向ける筋肉がきちんと働き、近い距離のものを負担なくとらえることができれば、細かい作業をしても目が疲れにくくなるでしょう。

スマホは「目の若さ」の大敵

睡眠サイクルが悪くなると、肌が老ける

「スマホ老眼」という言葉をご存じでしょうか。これは、スマートフォンの長時間使用により、手元が見づらくなるなどの老眼のような症状が出ることです。最近は20代で発症する人もいて、電子機器がいかに「目の老化」を促進するかを実感させられます。

電子機器を使うとき、人は「手元で光るもの」をじっと見ます。これは目にとって、非常に不自然なことです。人間の目は本来、遠くのものを見るときは交感神経優位の「緊張モード」、手元のものを見るときは副交感神経優位の「リラックスモード」になるようにできています。大昔、猛獣などの脅威をすばやく感じとるには、「遠く」を意識することが大事だったからです。

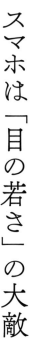

ところが電子機器は、手元を見るリラックス時に、光を発して「緊張・興奮」を同時に起こさせるので、自律神経は混乱してしまいます。

その悪影響がもっとも強く出るのは、睡眠です。電子機器の画面が放つ「ブルーライト」はエネルギーが強く、目の網膜まで届いて神経を興奮させます。

と言っても、ブルーライト自体が「悪い光」なのではありません。太陽光線にも含まれていて、私たちは日中、ごく普通にこの光線を浴びています。

問題は、「夜に」浴びることで、睡眠のサイクルが狂うことです。

毎晩、寝る前に布団の中で延々とSNS動画やドラマを見たりしているなら、その習慣はすぐストップしましょう。

いつまでも神経が興奮していて寝つきが悪くなったり、眠れても睡眠が浅かったり、早く目覚めてしまったりと、睡眠の質が大幅に落ちます。

眼球も皮膚も、ターンオーバーが起こるのは睡眠中です。眠りの質が悪ければ、きれいに生まれ変わることができません。クマ・シワ・たるみを増やしたくないなら、「夜のスマホ」は封印するのが得策です。

コラム

アレルギーのかゆみは「こする」かわりに「冷やす」

物理的刺激は、肌の大敵。眠いときやかゆいときは、つい目をゴシゴシとこすりたくなりますが、それは「シミ・シワ・たるみ」を増やすことにつながっています。こすりたくなっても、肌のためにぐっと我慢しましょう。

「いや、我慢するなんて無理です！」という人もいるでしょう。アレルギーが出ているときに、目のかゆみをこすらずに耐えきるのは至難のワザだ、というわけです。

そんなときは、「こする」かわりに「冷やす」のがおすすめ。

この本で私は、しょっちゅう「目を温めることの大切さ」を語っていますね。

これは、「加齢変化」という慢性変化に対抗するための措置ですが、急激に起こる変調、たとえば腫れ、ケガや、花粉の季節のアレルギー症状などについては、冷やすことが効果的です。つめたい水で濡らしたタオルを絞って、目の上にあてましょう。ひんやりと気持ちがいいですし、血管が収縮して、炎症による腫れや赤みを抑えられます。

第二章

すぐに始める目もとケア

クマの見え方の違い

見た目でもクマの種類は判別できる

クマの種類については前章でお伝えしたとおり。では、実際にはどのように見えるのでしょうか。

①青クマ・赤クマ：血液が滞り、目の下が青黒くまたは赤黒く見えるもの。
②黒クマ：目の下の立体的な凹凸によって影ができ黒く見えるもの。
③茶クマ：色素が沈着して茶色っぽくみえるもの。

お伝えしたように、クマは複合型です。いろんな要因が重なり合っています。ただ、どのクマの要素が強いかを知ることで、対処法も明確になっていきます。24ページのセルフ診断と併せて、次のページのクマの見え方も参考にしてください。

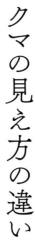

クマの種類見え方イメージ

青クマ・赤クマ

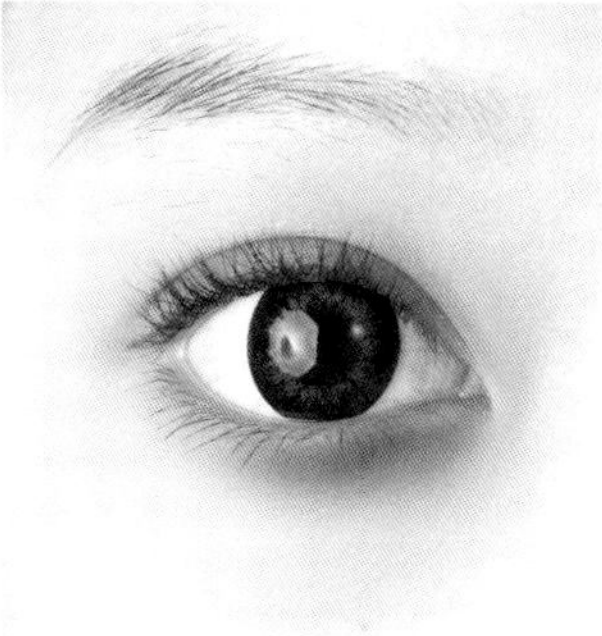

青黒くまたは赤黒く見える。肌の色が明るい人は青紫や赤っぽく見えることも。

黒クマ

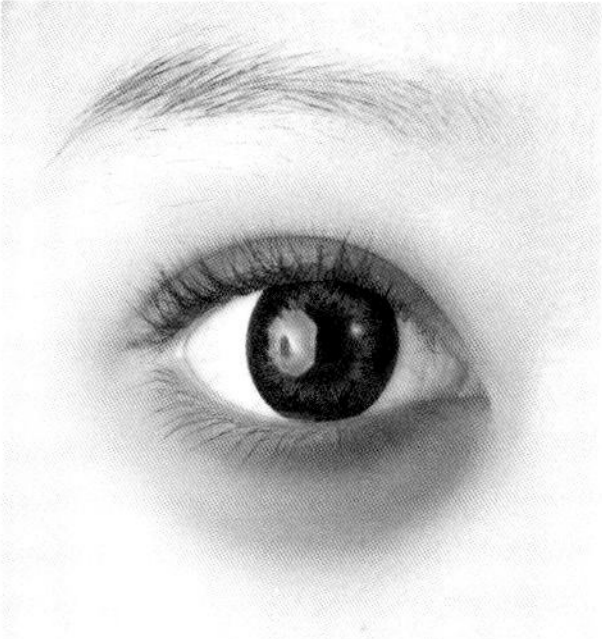

下まぶたから頬上部にかけてたるみなどの凹凸があり、影ができている。

茶クマ

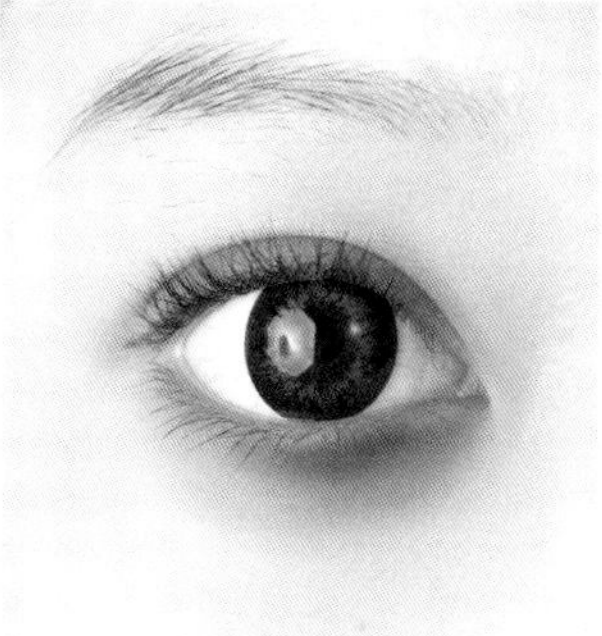

刺激や紫外線などで色素沈着が起こり、面状に茶色く見える。

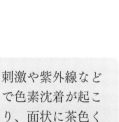

美しい目もとは毎日のケアの積み重ね

青クマならケアしてすぐに効果がわかる

では、どのくらいの期間で改善するのか。症状も効果も人それぞれなので、一概には言えませんが、青クマの要素が強い方なら、目もとを温め、血流が改善されれば、すぐに効果は実感できます。ただこれは一時的な効果にすぎません。継続的に効果を実感できるようになるには地道に3ヵ月程度続けてください。

茶クマの要素が強い方は色素沈着した肌のターンオーバーが不可欠です。肌は約4週間周期で生まれ変わるので、最低4週間を目安にとり組んでください。3か月程度継続すれば明るい目もとに。シワも改善できます。

黒クマは長期戦です。筋肉を鍛え、凹凸の原因であるたるみを改善できるまで、最低でも1〜2か月が必要。半年程度かかる方もいらっしゃいます。

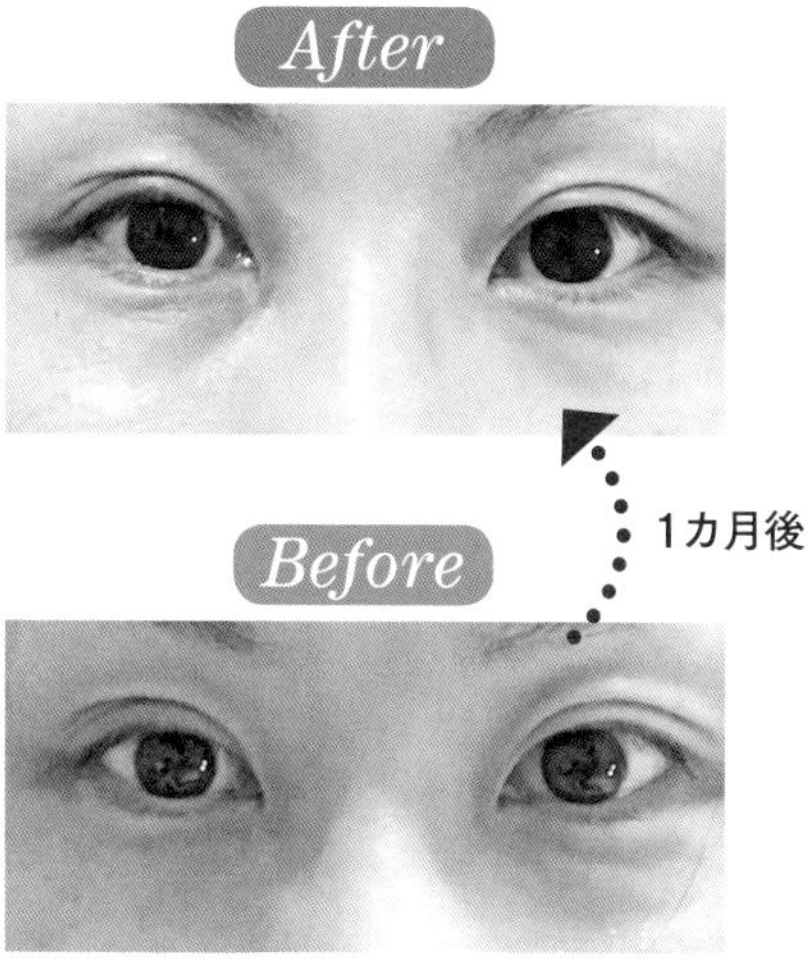

悩み

・茶クマに加えて目の下のたるみによる黒クマ
・不規則なまぶたの二重〜三重

解決法

過活動によって目のたるみ、不規則なまぶたの二重があるので、目を休めること。目を温めることと栄養を与えることも大切です。

- セルフケア②　ホットアイ（セルフケア①　パーム温め）
- セルフケア③　目の油出しマッサージ
- セルフケア④　顔のツボ押し
- セルフケア⑫　癒しの呼吸
- 目薬をさす
- 目の下の保湿
- カシス・ブルーベリー・ほうれん草・青魚・亜麻仁油・えごま油

結果

たるみが改善され黒クマが解消。

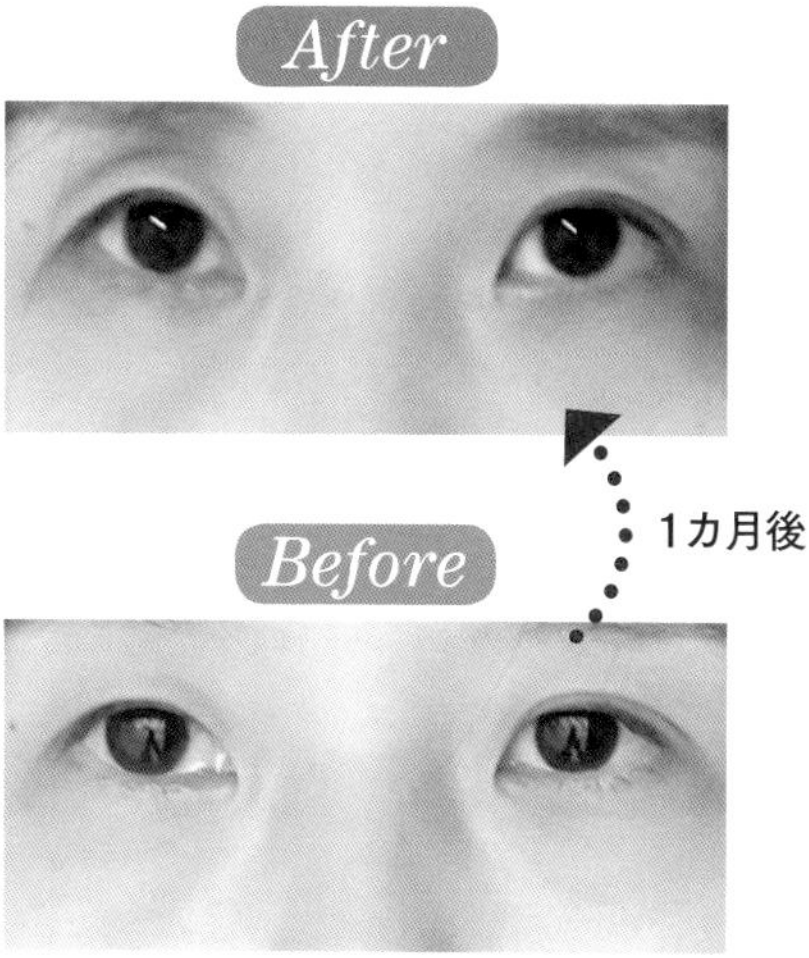

悩み

・目の周りのくすみ
・両眼視ができていない

解決法

目の周りのくすみは血流改善のケアを。遠くから近くへと視点を変えていくことで両眼視ができるようトレーニングを。

- セルフケア②　ホットアイ（セルフケア①　パーム温め）
- セルフケア③　目の油出しマッサージ
- セルフケア④　顔のツボ押し
- セルフケア⑨　３点寄り目エクササイズ
- セルフケア⑩　線迷路
- セルフケア⑫　癒しの呼吸

結果

上まぶたが持ち上がり目が大きくパッチリとした印象に。

セルフケア❶

パーム温め

道具要らず&手間要らずの、もっとも簡単な血流アップ法です。目が疲れたときに行うとリラックス効果大。涙の質が上がり、キラキラ目になれます。

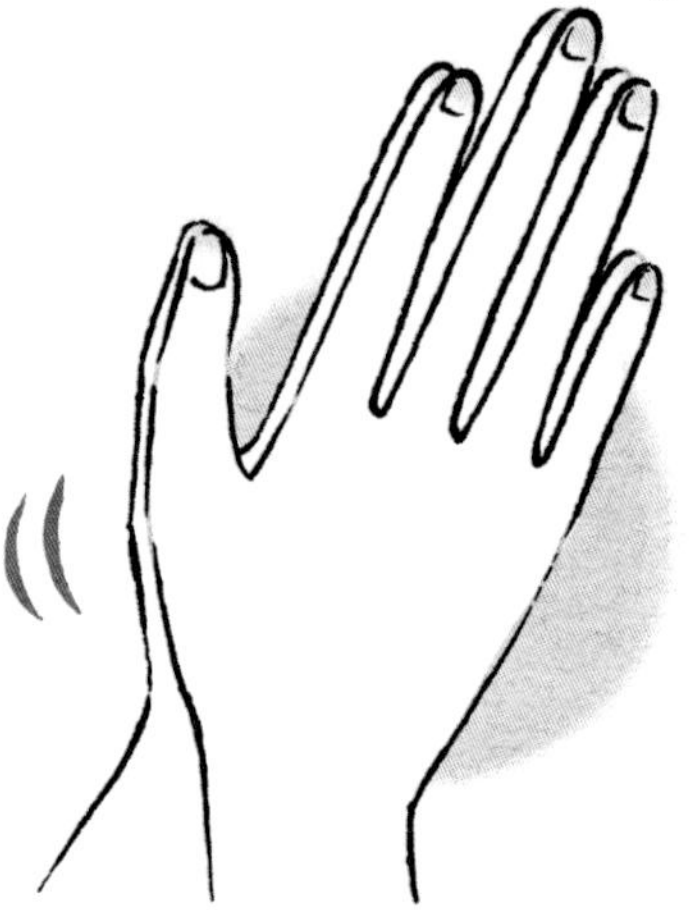

1

両手を合わせ、手のひらを10回くらいこすり合わせて温める。

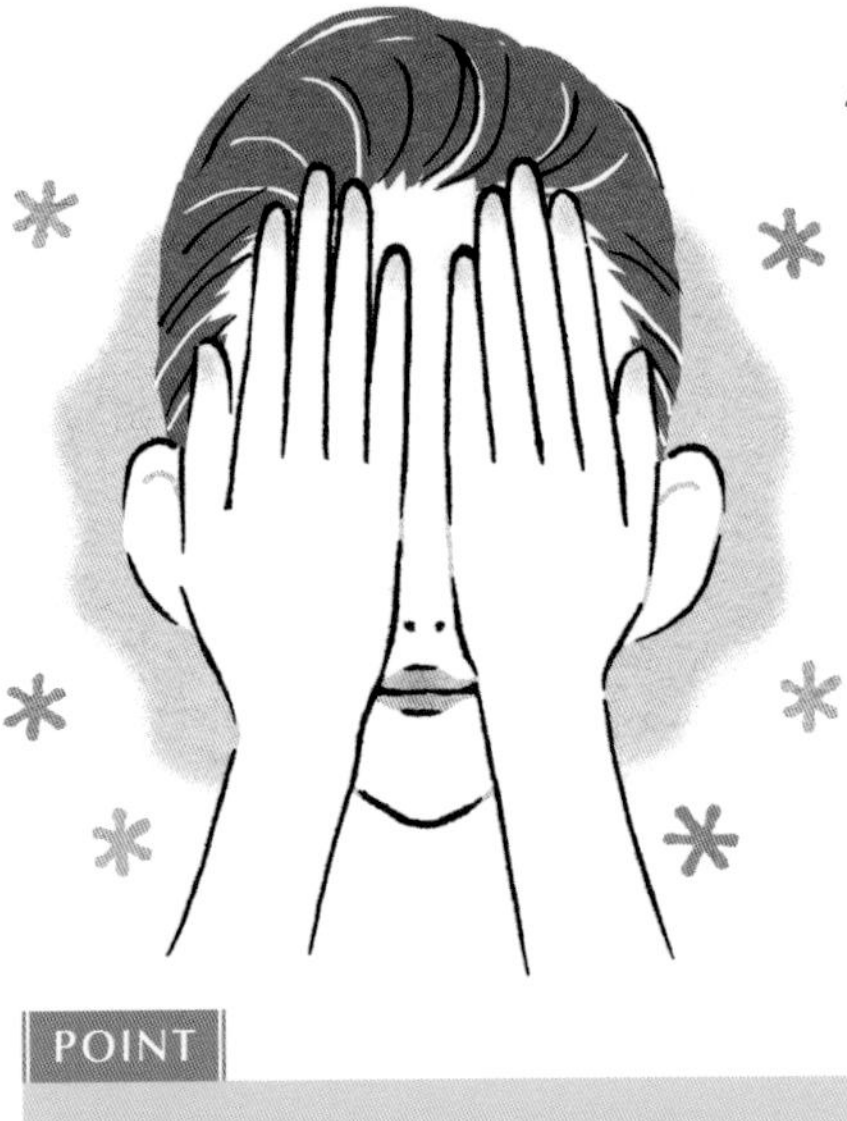

2

両手で、閉じた目を包み込むように覆う。30秒〜1分ほどそのままに。温めた手が冷えてきたらストップ。

POINT

手で目を押すのはNG。包み込むように、やさしく覆うのがコツ。

1〜2を5回
1日2セット

セルフケア❷

ホットアイ

パーム温めに、プラスひと手間かけたぶん効果も倍増。就寝前の習慣にすると、安眠効果もアップ。

1

タオルを2本用意し、水で濡らして絞る。しずくが滴らない程度の湿り具合に。電子レンジで40秒温める（600Wの場合）。

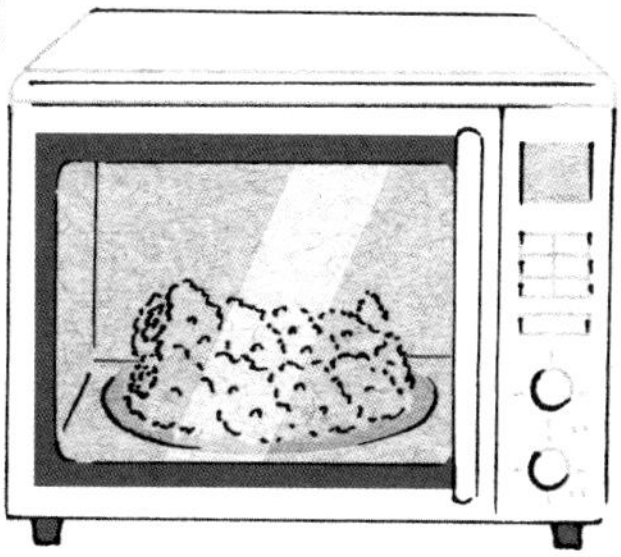

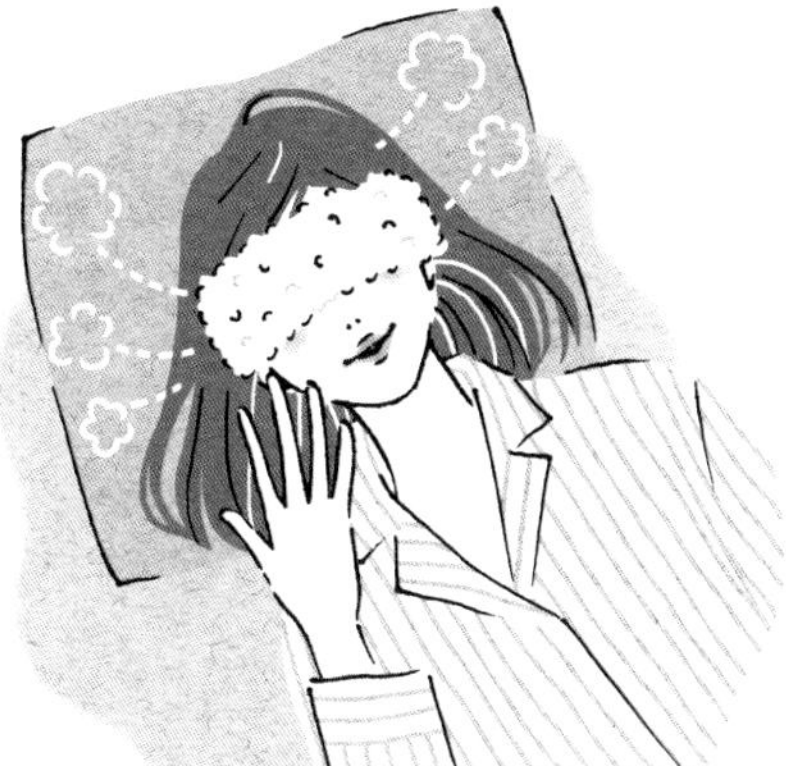

2

タオルを電子レンジから取り出し、閉じた目の上に置く。冷えてきたらもう一本のタオルに交換。

1日
1~2回

POINT

お風呂に浸かりながら、お湯で濡らしたタオルを目の上に置くと、手間要らずで同じ効果あり。

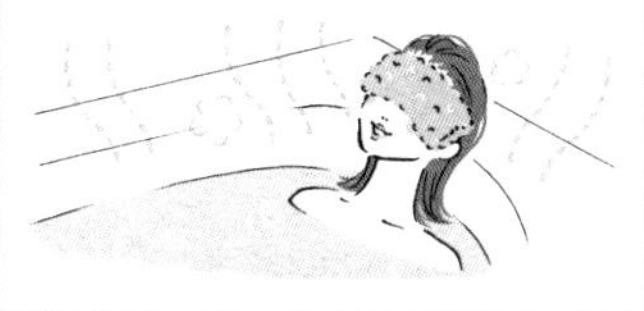

セルフケア❸

目の油出しマッサージ

パーム温めやホットアイで温めた目に、さらにマッサージをして、油の分泌を促進しましょう。目を圧迫したり、こすったりせず、やさしく行いましょう。

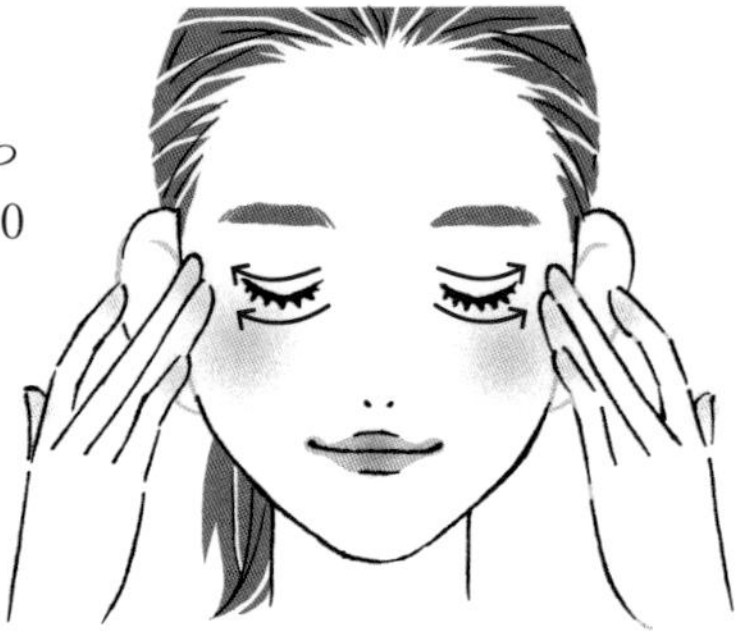

1 目頭から目じりに向かって、指の腹でやさしく10回なでる。

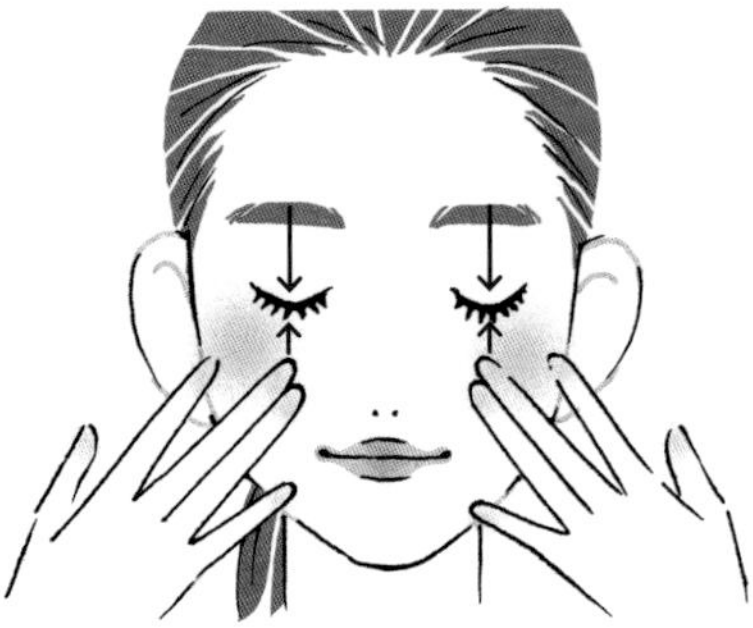

2 目の上から下、下から上へ、指の腹でやさしく10回なでる。

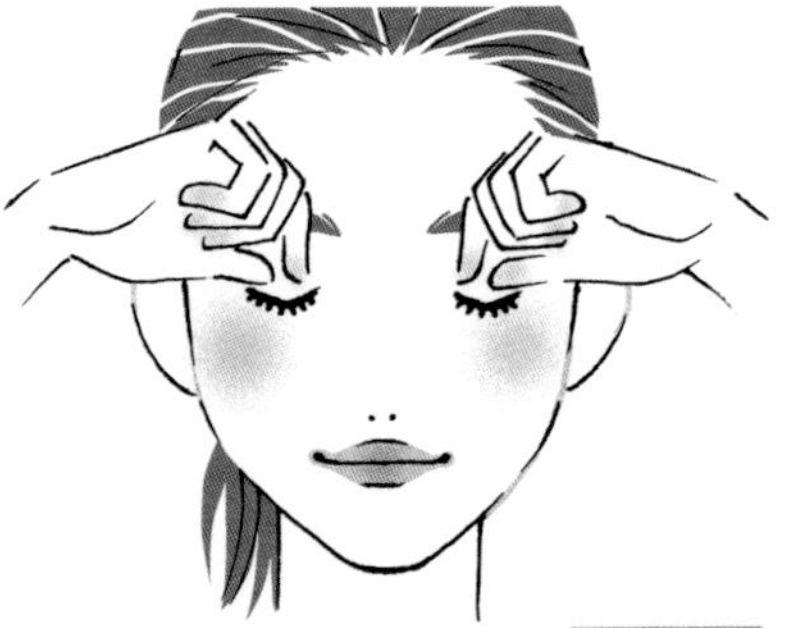

3 まぶたを軽くつまんで、油の分泌を促す。

POINT

目が十分に温まった状態で行いましょう。油が溶け出しやすくなっているタイミングでないと効果が半減します。

1日
1回

セルフケア④

顔のツボ押し

目じりのシワ・むくみ・たるみをとるツボを押しましょう。美肌になると同時に、視界もパッと明るくなります。

1 目頭から上を回って目じり、下に回ってまた目頭へ、円を描くように、5つのツボを親指で押す。ひとつのツボを5～10秒かけて、ゆっくり押さえる。

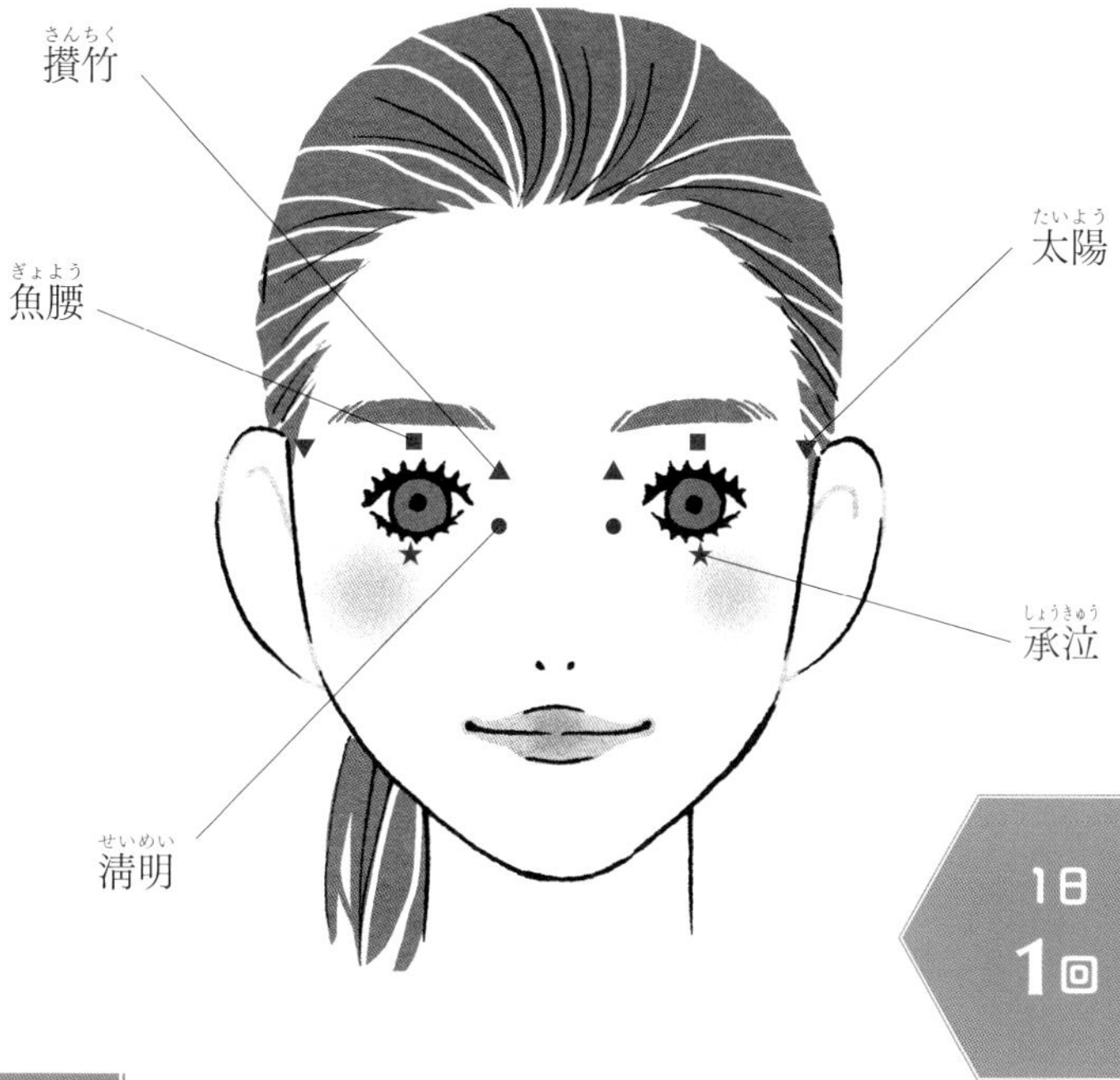

1日1回

POINT

眼球を押さないように注意。強く押さえすぎず、気持ちいい程度に。息を吐きながら押すとリラックス効果倍増。

セルフケア❺

ぎゅっとケア

油の分泌量が増えると同時に、まぶたを上げる筋肉＝眼瞼挙《がんけんきょ》筋《きん》の働きがアップし、まぶたの垂れ下がりを防げます。

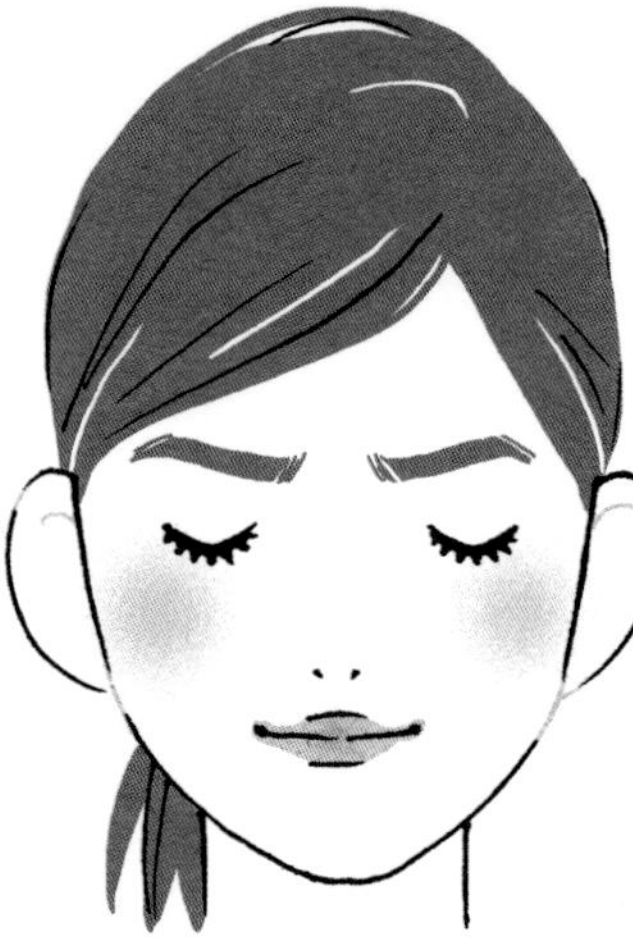

1

目をぎゅっと閉じる。

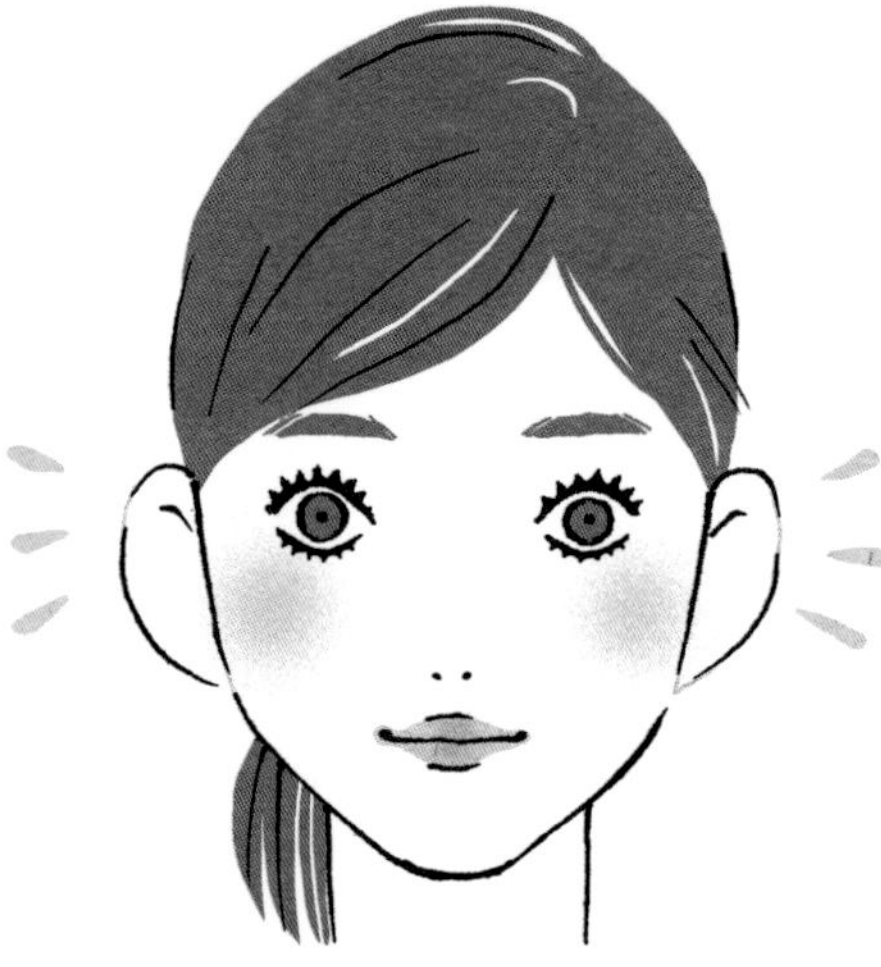

2

目をパッと見開く。

1〜2を10回
1日2セット

POINT

目を閉じるときは力を入れすぎず、目の周りにシワが寄らない程度に。逆に、目を開けるときは、大きく見開きましょう。

セルフケア❻

目の見開き運動

まぶたの筋肉が弱まると、額の筋肉でまぶたを引き上げるようになります。そのクセをリセットしてまぶたの筋力をとり戻しましょう。

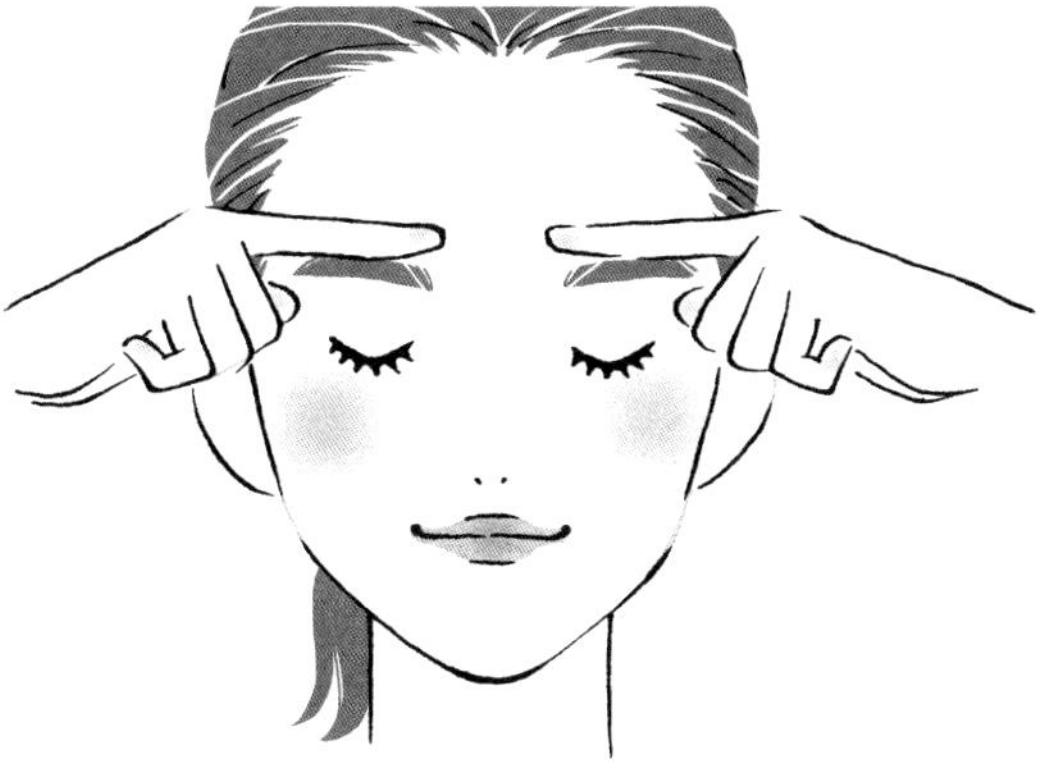

1

目を閉じて、両手の人差し指で眉の上を押さえる。

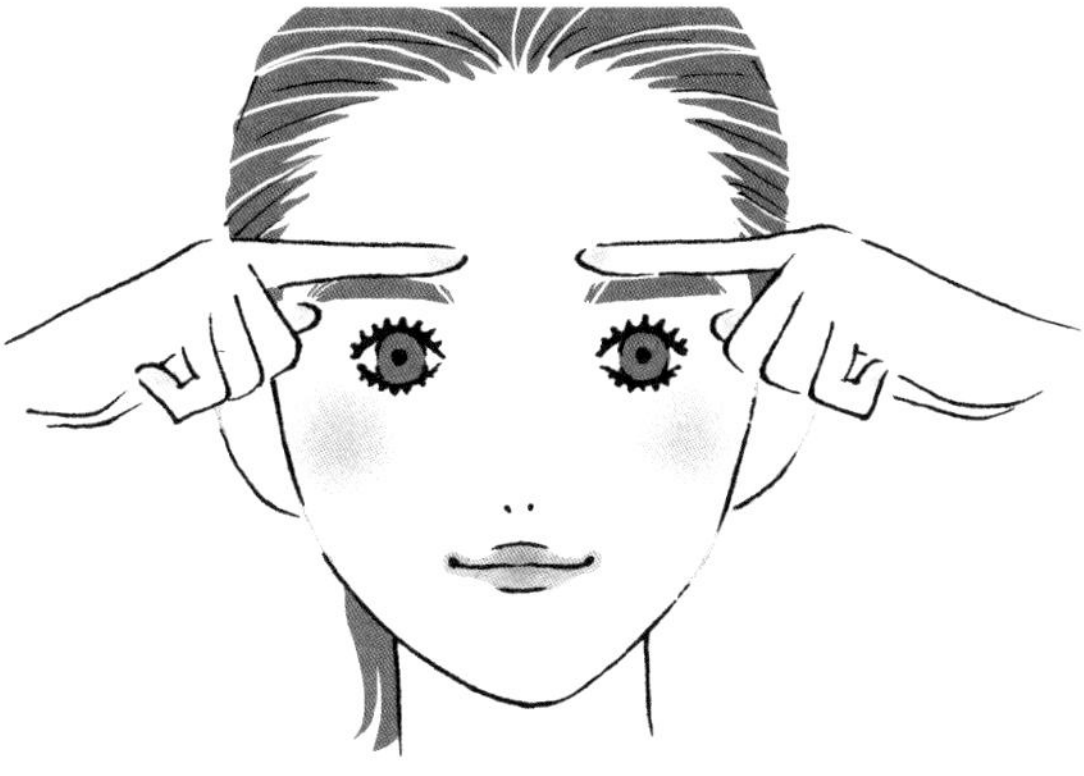

2

眉の動きを抑えながら目をパッチリ開ける。

1〜2を10回
1日2セット

POINT

「ぎゅっとケア」で目を見開いたときに、眉の位置が上がり、額に横シワができていたら要注意。まぶたの筋肉が衰え、額の筋肉でまぶたを引き上げている証拠です。指で固定する際、無理に下方向に押さえつける必要はありません。「額にシワが寄らないように」と意識するだけでOK。

セルフケア⑦

高速まばたき

まばたきは涙の分泌を促してドライアイを防ぎます。速く動かすトレーニングは、眼輪筋を鍛えるのにも有効。

1 両目で10秒間、できるだけ速くまばたきをする。

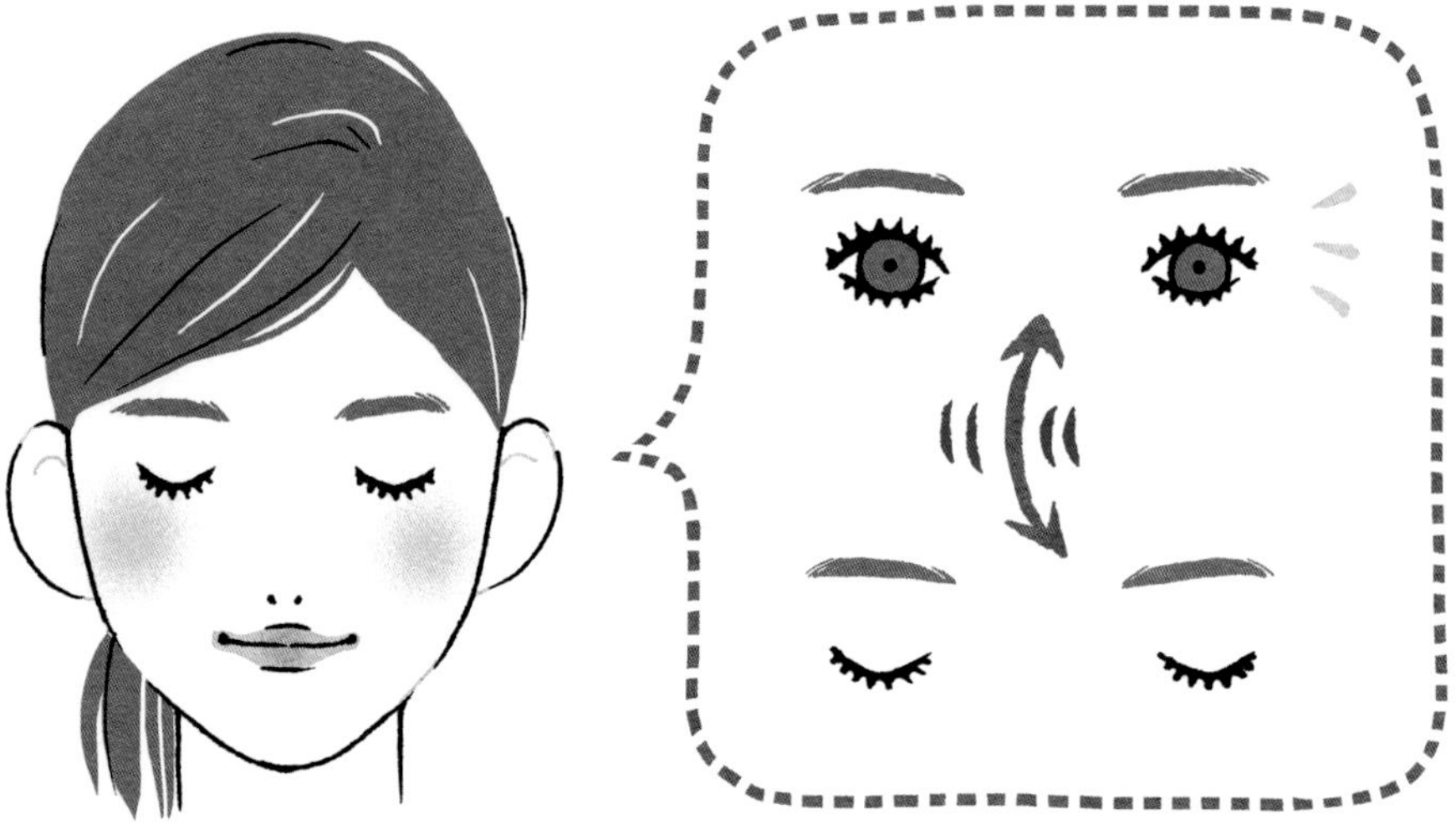

1日
2回

POINT

最初は速く動かなくても、続けるうちに慣れてきます。このとき、まぶたに痙攣《けいれん》が起こる場合は眼科の診察を受けましょう。

セルフケア⑧

目のきわシャンプー

ちゃんと洗顔したつもりでもしつこく残るメイク汚れ。綿棒を使ってやさしく落とすことで、肌へのダメージを軽減できます。

1 綿棒の先をお湯で軽く濡らす。上下の目のきわを拭く。強くこすらず、そっとなでるように。

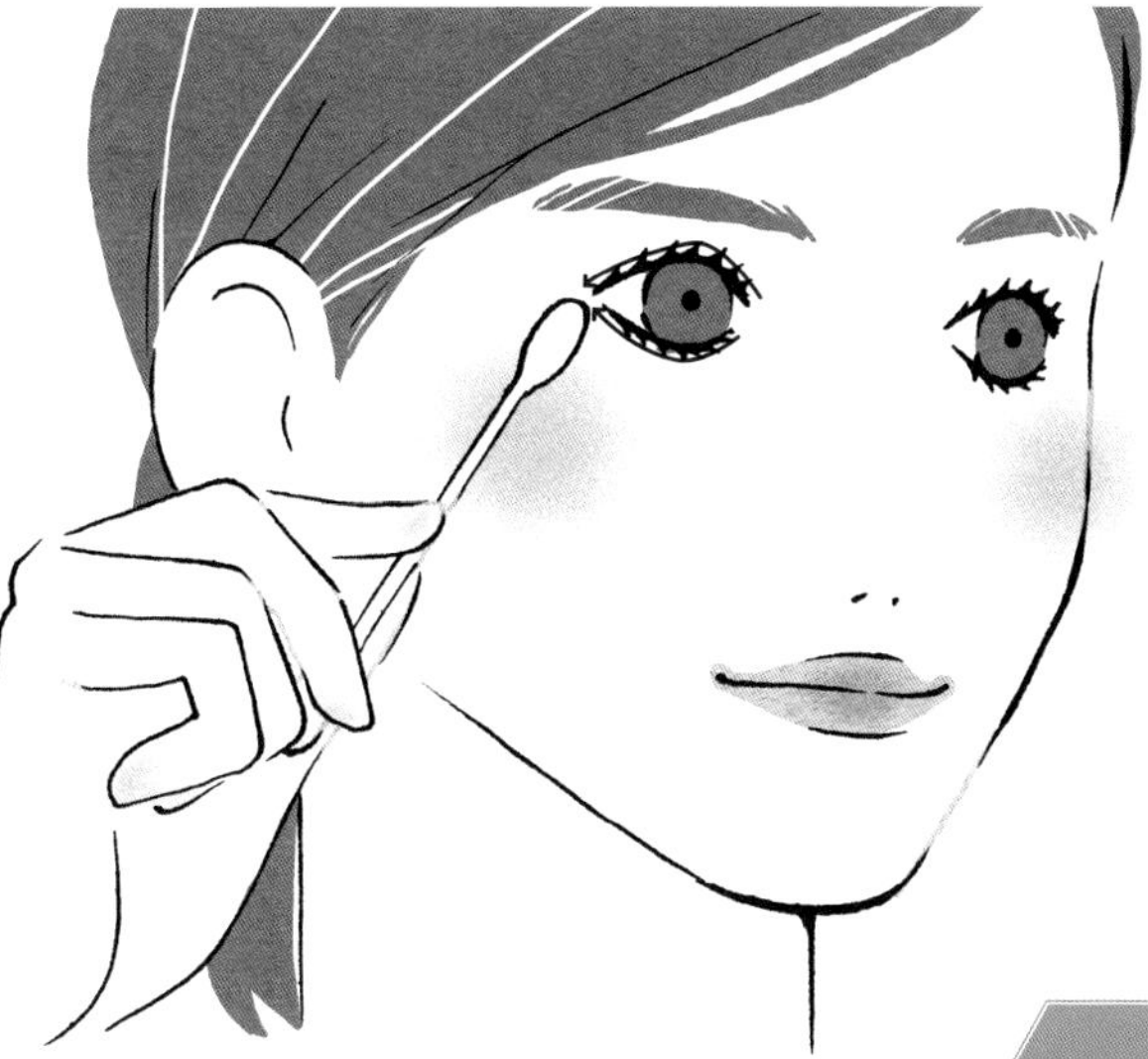

★反対側も同様に

1日 1回

POINT

メイクを落としたつもりでも、綿棒の先が黒く汚れているのでは？　汚れをとると茶クマをはじめとした肌トラブルを予防できるうえに、まつ毛が長くなる効果も！

セルフケア⑨

3点寄り目エクササイズ

「寄り目」をつくると、毛様体筋の凝りがほぐされます。視線がまっすぐ、力強くなって第一印象がアップ。

1 顔から5cm離し、右手の親指を両目の間に立てる。ピントが合わなくてもいいので、爪を３秒見る。

2 左の親指を立てて手をまっすぐ前に伸ばし、その爪を３秒見る。

3 ４m以上先にある壁に目印を置いて、それを３秒見る。その後、３→２→１と戻る。

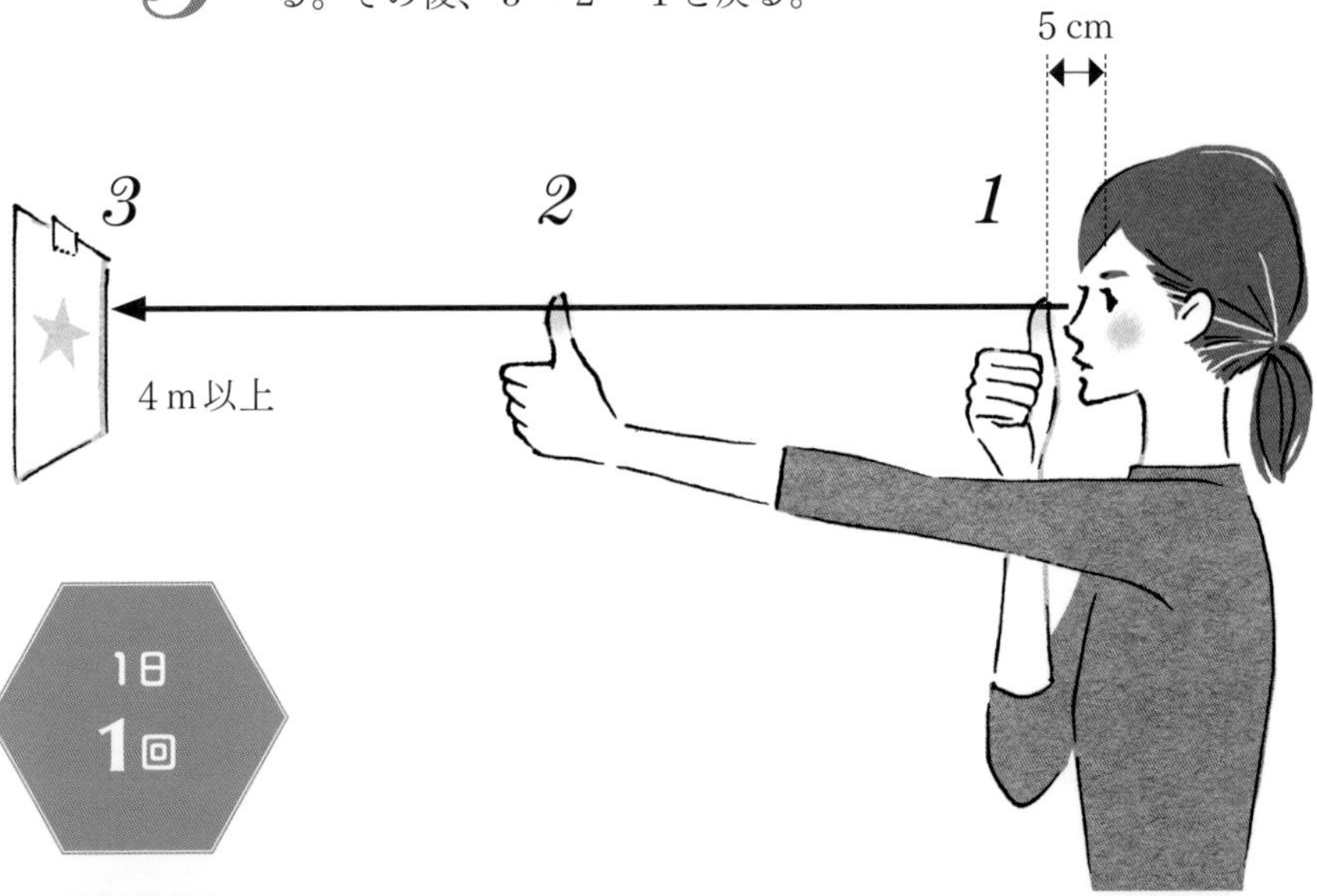

1日
1回

POINT

顔のすぐそばにある指を見るとき、寄り目になる感覚を意識しましょう。近くと遠くを交互に見ると、目の筋肉の「ストレッチ」になります。

セルフケア⑩

線迷路

細かな視線の動かし方をすることで、眼球周りの血流がアップします。慣れてきたらだんだんスピードアップを。

1 左目を隠し、迷路のスタートからゴールまで、右目で追っていく。

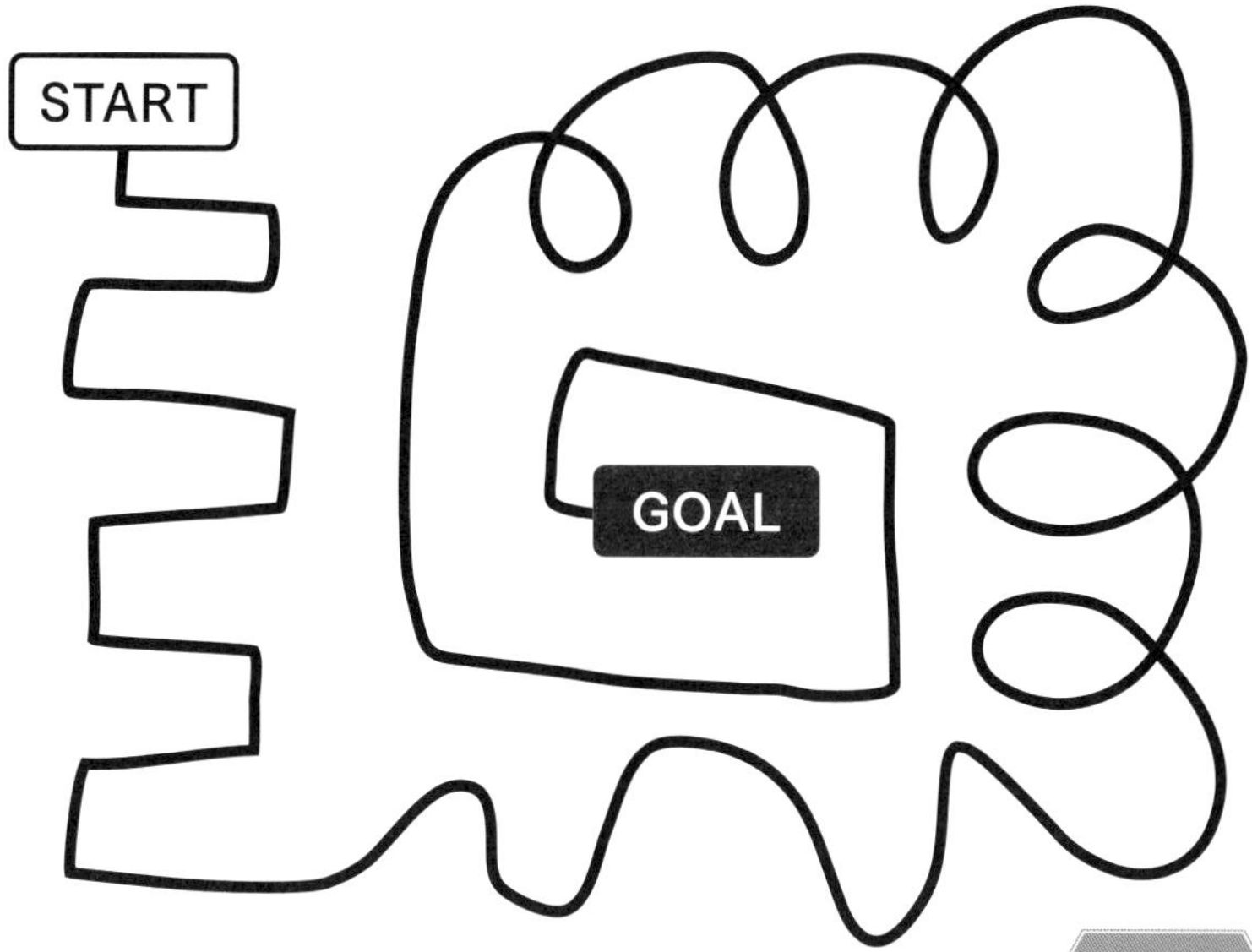

1日
1回

★反対側も同様に

POINT

最初は30秒以内を目標に。顔を動かさず、目の筋肉が動いている感覚を確かめながら行いましょう。

セルフケア⑪

のぞき見トレーニング

目のピント機能をつかさどる「毛様体筋《もうようたいきん》」は、近くを見るとき緊張しています。緊張を緩めることで、疲れ目が回復し、目の輝きが増します。

1

紙に直径1mm程度の穴を開ける。

2

3分間ほど、穴をのぞき込む。

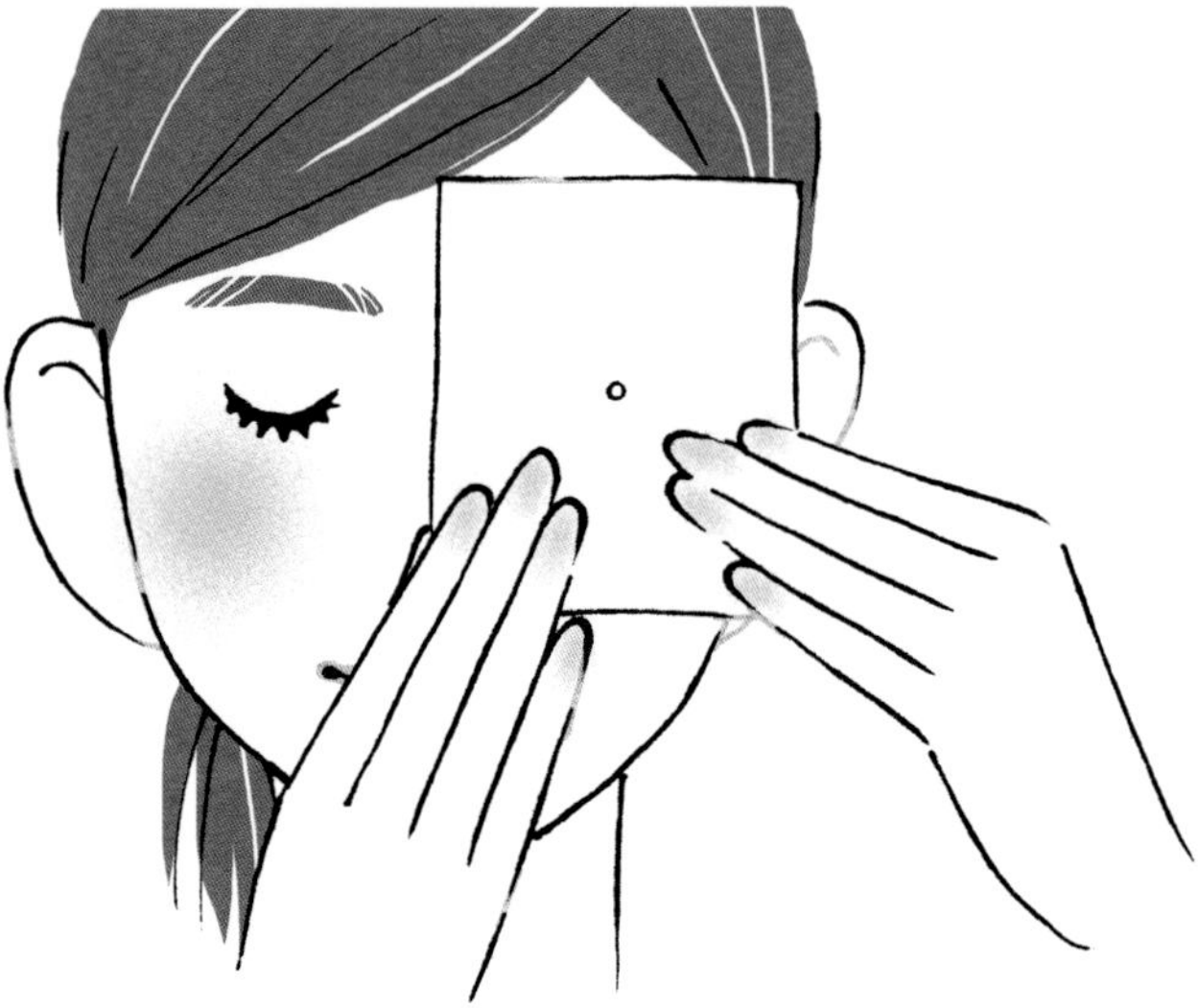

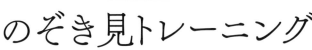

1日1回

★反対側も同様に

POINT

目に入る光の量が抑えられることにより、遠くを見る力がアップ。紙を外したあと、いつもよりも「よく見える」感覚を実感しましょう。

セルフケア⑫

癒しの呼吸

腹式呼吸で深く息を吐き出すと、副交感神経が働いてリラックスできます。交感神経ばかりが働いて血流が落ち、冷え性になっている人に最適。

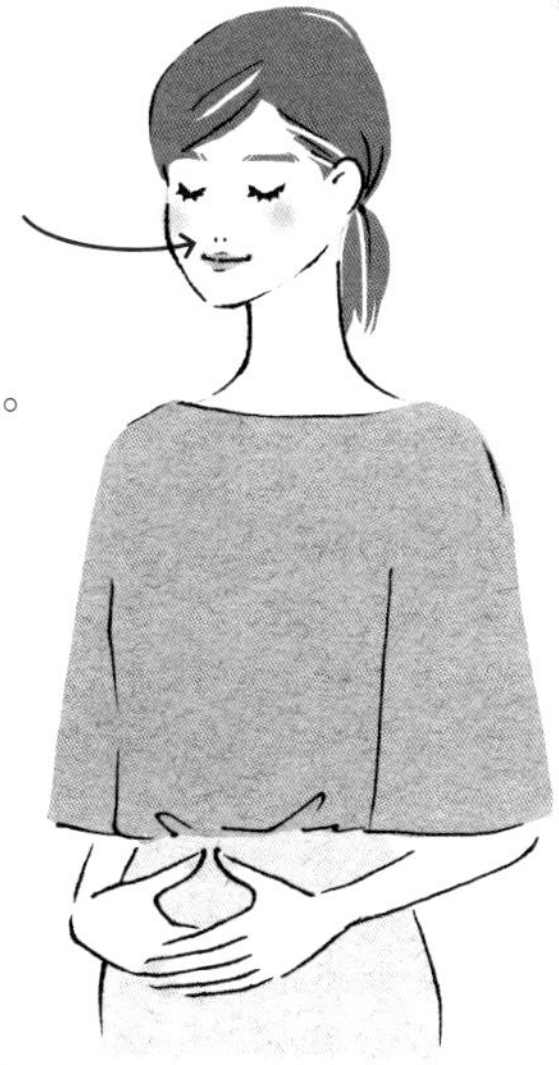

1

目を閉じて、鼻から３秒息を吸う。お腹が膨らむのを意識する。

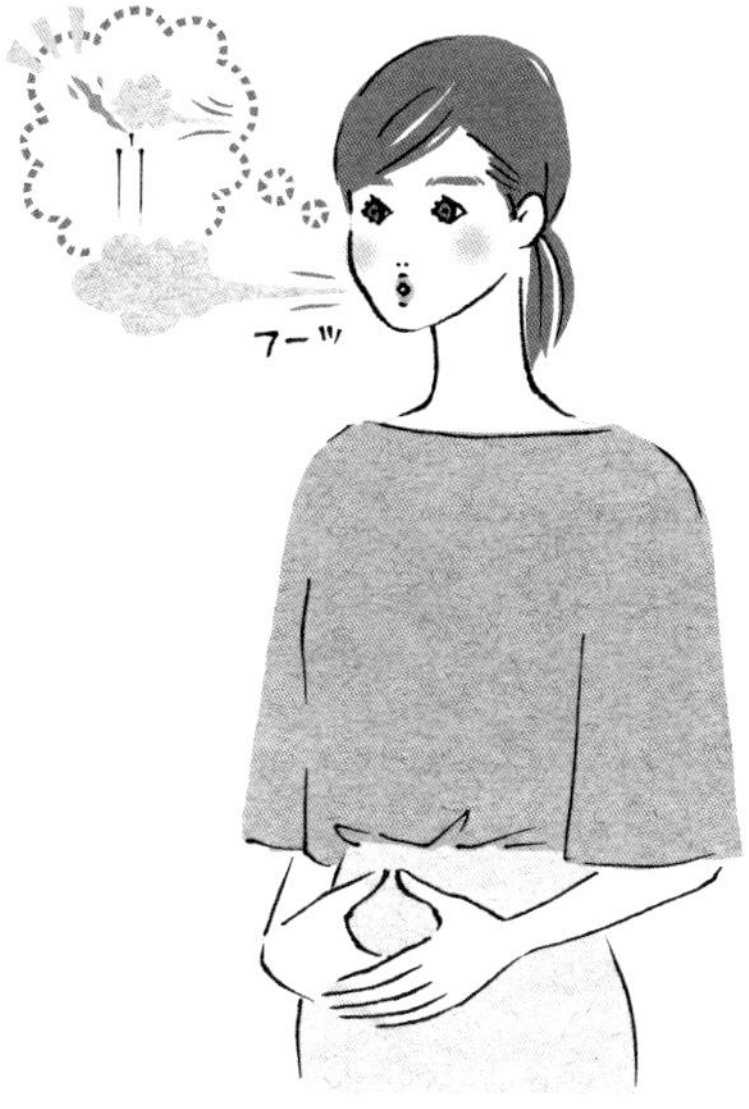

2

ろうそくの火を吹き消すイメージで、６秒かけて口から息を吐く。

1〜2を10回
1日1セット

POINT

深い呼吸のコツは、「深く吸う」のではなく、「最後まで息を吐ききる」こと。吸うときは鼻から、吐くときは口からゆっくり吐ききりましょう。

セルフケア⑬

ストレス解消

肩回りをほぐすと緊張感がとれて、副交感神経が働き始めます。縮こまった身体を思い切り伸ばしましょう！

1 両手を組んで、上に向かってぐーんと背伸び。

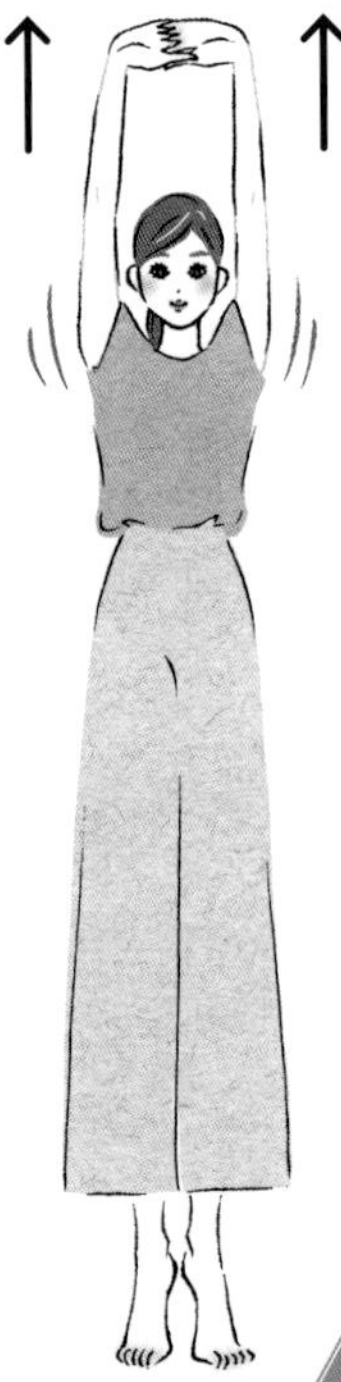

2 肩の力を抜き、両腕を前後にゆっくり回す。

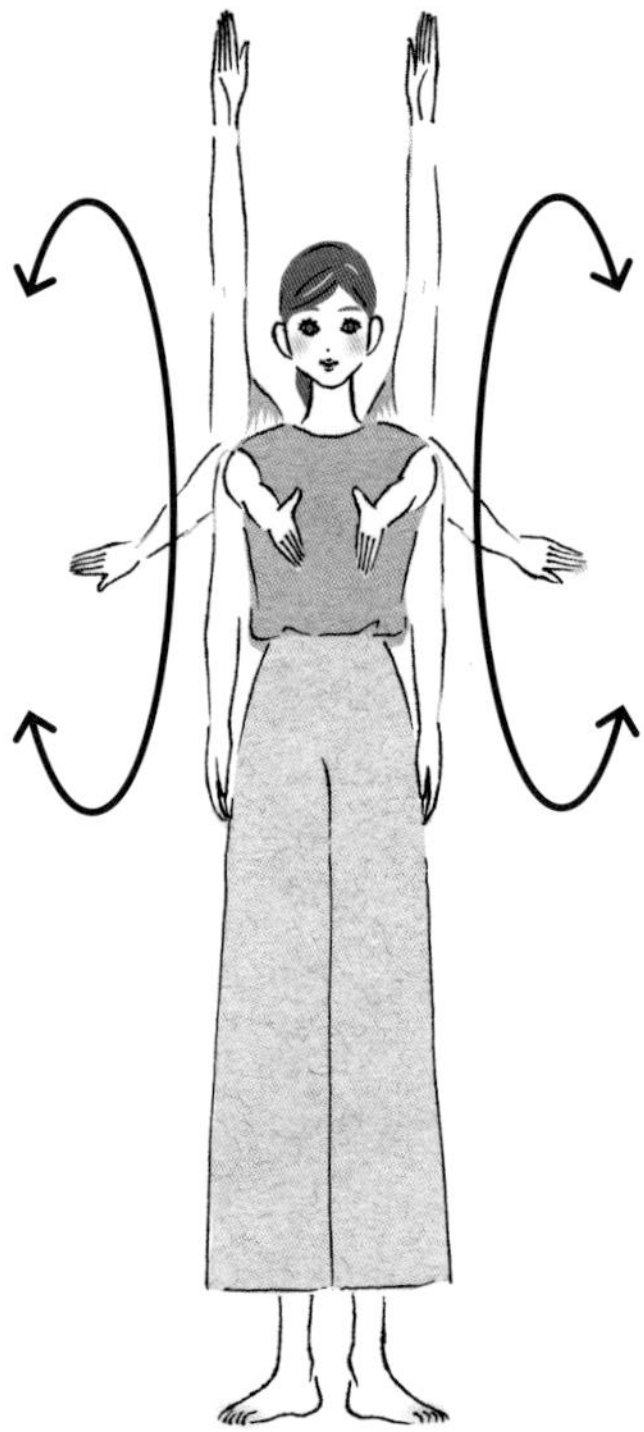

1〜2を**10**回
1日**1**セット

POINT

目の冷えや血流不足からくる肩凝りの緩和にも効果的。
肩回りの血流が良くなり、身体全体も温まります。

おすすめ生活習慣①

「デカ目メイク」をやめる

アイラインを濃く引くと目は小さくなる!?

目のふちに濃くアイラインを引いて、目を大きく見せようとしている方はご用心。そのメイクは、本来の目の大きさを小さくしてしまいます。患者さんでそうした例を、実際に何度も見ています。

まぶたから油分を分泌させる「マイボーム腺」に化粧品が入り込んで詰まってしまうと、油が出なくなって涙の質が悪くなり、瞳孔が小さく縮んで、魅力が半減してしまうのです。

マイボーム腺は目のふちから1ミリ内側にあるので、この範囲を避けてアイメイクをしましょう。目に入り込むメイクで一番多いのはマスカラ。その次は、意外なことにファンデーション。その次がアイライナーです。目を閉じてまぶたのきわまでファンデーションを塗るのはNG、と心得ておきましょう。

アイライナーは、リキッドタイプではなく、ペンシルタイプを使うのがおすすめです。リキッドタイプは界面活性剤など、炎症を引き起こしやすい成分が多く含まれているからです。

つけまつ毛や、まつ毛エクステなどの「重り」をつけないことも大事です。その重力によって、まぶたの下がりが促進される可能性があるからです。

また、これらに使われるグルー（接着剤）でまぶたが荒れるケースも多数。その成分の刺激もさることながら、つけては外す、という物理的刺激の繰り返しで皮膚が弱まってしまいます。

ここまでで紹介したセルフケア、とくに「血流アップ系」のケアをしていれば、デカ目メイクをしなくても十分に魅力的な目になります。濃いメイクにこだわらず、ナチュラルにしているのが一番です。なお、薄いメイクでも汚れは意外に目に残ります。メイクを落としたあとは、必ず「目のきわシャンプー（59ページ）」をしましょう。

おすすめ生活習慣②

自前のまつ毛を伸ばす

知らず知らず、まつ毛を短くしていませんか?

まつ毛は、自分で伸ばすことが可能です。

その第一の秘訣は、まつ毛を抜かないこと。

「そんなのあたり前!」と思うかもしれませんが、多くの人が知らず知らず、まつ毛を抜くのに等しいことをしています。

たとえば、つけまつ毛をとるときに、接着剤と一緒に抜けてしまうことが多々あります。つけまつ毛を使わない人でも、目がかゆくてこすっていると、やはり抜けてしまいます。

まつ毛が抜けると毛根が炎症を起こし、次に生えてきたまつ毛は、内側に向かって生えたり、カールしづらくなったりして、前より縮んだ感じになります。

第二の秘訣は、まつ毛の根元の清潔を保つこと。「目のきわシャンプー（59ページ）」できれいにしておくと、まつ毛が伸びやすくなります。

第三に、血流を良くすること。「ホットアイ（53ページ）」で目を温めるほか、ショウガやシナモンなど「温まる食品」をとりましょう。たんぱく質を摂って、しっかり栄養をつけることも大事です。

これだけで十分にまつ毛は伸びますが、もっと伸ばしたいなら、「薬を使う」という奥の手があります。

緑内障の治療薬として使用されてきた『グラッシュビスタ®』という薬は、まつ毛が太く長く成長するという「副作用」があり、眼科医にとっては悩みの種です。ほか、目の周りの皮膚が黒ずんだり、目の周囲がくぼんだりする副作用が出ることも。この薬は、病院でしか手に入らない処方薬です。ネットで売られているものは偽物も含まれているため避けましょう。

医療用の薬であり、こうした副作用もあるので、美容目的での使用は決しておすすめはしません。使うにしても、医師としっかり相談してから決めましょう。

おすすめ生活習慣③

コンタクトレンズはきれいな手でつける

メイク落としのあとも、手には化粧成分が残っている

コンタクトレンズを使用している方に質問です。

コンタクトレンズを入れてから、メイクをしますか？　それともメイクをしたあとにコンタクトレンズを入れているでしょうか？

もし後者なら、手をきちんと洗ってから入れるようにしましょう。メイクをした直後の手で入れると、化粧成分がコンタクトレンズに付着し、目の中に入り、炎症の原因になります。

同じく外すときも、メイク落としの前であれあとであれ、手をきれいにしておく必要があります。

視力の悪い方は、コンタクトレンズを外すと何も見えないので、メイク落としの

あと外す順番になるでしょう。洗顔後だから手はきれいなはず……と思うかもしれませんが、化粧成分は簡単には落ちません。改めてハンドソープで手を洗ってから外すのが安全です。

ハードコンタクトを使用している方はとくに、清潔さをキープすることが重要。使用後のケアは毎回、きっちり行いましょう。

なお前章でもお話ししたように、目もとの美しさを維持するうえでは、ハードよりもソフトのほうがおすすめです。

使い捨てのソフトコンタクトなら、清潔さを維持するのは簡単。まばたきのたびにまぶたの裏にあたる刺激も、ハードよりははるかに少なくてすむため、眼瞼下垂のリスクも予防できます。

中でも、シリコーンハイドロゲル素材のソフトコンタクトは水分の保持がしやすく、酸素をよく通すため、目への負担もわずかです。

とはいえ、もちろん目に「異物」をつけていることには変わりないので、帰宅後はできるだけ早めに外すようにしましょう。

おすすめ生活習慣④

目薬は「安いもの」を使う

目薬を賢く使えば、クマを消す効果アップ！

目薬は、使い方を誤ると効果ゼロ、ときにはマイナスになります。

たとえば充血に悩んでいる人が、充血を和らげる目薬を「習慣的に」使っているとしたら、それは逆効果です。

この手の目薬によって充血が治まるのは、目の血管を収縮させる成分が入っているから。その作用は一時的なものであり、繰り返すうちに効かなくなります。

血管が収縮することで血流が悪くなると血管の数が増え、かえって充血が進みます。実際、「充血用の目薬を使っているうちに充血が悪化した！」と言って病院に来る方もよくいらっしゃいます。充血は、薬に頼らず「目を温める」ケアで治すのが一番なのです。

一方、目の潤いをキープするために目薬を使うのはとても良いことです。その場合は、余計な成分が含まれていないもの――つまり、「安いもの」を選ぶのがコツ。中でも、「涙と同じ成分」と書かれているものがおすすめです。このタイプの目薬をさすと、「自前の涙」の分泌を促す効果があります。涙の分泌が正常に行われないと目が乾燥し、疲れ目になって、クマができやすくなります。

黒クマや茶クマが気になる方は、「寝起き目薬」を実践してみてください。寝ている間はまばたきを行わないため、涙の分泌量が減ります。寝起きに目が乾いていると感じるのはそのせいです。起床直後に目薬をさすと、涙の分泌がスムーズになります。

さしたあと、目はパチパチさせず、目を閉じて目頭を指でそっと押さえ、5分ほどそのまま待ちましょう。これで、目の上に十分に行きわたらせることができます。

なお、目薬は時間が経つにつれて「腐る」ので要注意。使うなら、開封から1カ月以内のものにしましょう。

おすすめ生活習慣⑤　部屋の湿度を上げる

乾燥はシワのモト。いつでもどこでも潤いを

目もとのシワの一番の原因は、乾燥です。潤いがなくなると肌のきめが乱れてきて、表皮に細かな凹凸や溝、すなわちシワができます。

眼球も同様です。潤っていてキラキラ輝く目は間違いなく魅力的ですし、湿度が十分保たれていることでドライアイも予防でき、目の表面の汚れも洗い流すことができます。

ですから、目もとの乾燥にはクリームや美容液、眼球の乾燥には涙と同じ成分の「安価な目薬」を使って、潤いをキープしましょう。

それ以上に大事なのは、いつもいる部屋や空間の湿度を上げることです。

この点、現代の室内空間は、決して目にやさしいものではありません。

昔の日本家屋は気密性が低く、外気が入りやすい構造をしていたので、湿度を保つことは簡単でした。

対して、今の建物は気密性が上がっています。鉄筋コンクリートならまったく風が入ってこず、温度調整はエアコン頼み。その最たるものがホテルの部屋です。ひどく乾燥し、しかも加湿器もない……と、困った経験のある人もいるのではないでしょうか。

そんなときは、バスタブに水を張ったまま浴室のドアを開けておいたり、濡れタオルを吊ったり、といったひと工夫をしましょう。

鉄筋コンクリートに限らず、木造の戸建ても気密性は上がっています。とはいえ自宅ならば、加湿器を使って調整することができますね。

もし、オフィスが乾燥しやすい環境なら、コップに水を入れて、そばに置いておくと良いでしょう。水が蒸発し、周りの湿度を上げることができます。飲んでもいないのにかなりの量が減って驚くこともあるはず。いかにその場所が乾燥しているか、実感するかもしれませんね。

おすすめ生活習慣⑥

「おうちメガネ」を使う

目をガードすれば物理的刺激を避けられる

コンタクトレンズを使っている人も、家ではメガネを使うほうがベターです。

そして、コンタクトレンズやメガネをふだん使わない人でも、伊達メガネでいいので、「おうちメガネ」をかけてみてはいかがでしょうか。

というのも、これは目をガードするのに最適なツールだからです。

たとえば、ほこりや花粉が入るのを防いでくれます。

エアコンの風による乾燥も防いでくれます。

何より、目の周りを知らず知らずのうちにこすったり、掻いたりする物理的刺激からガードしてくれます。

「おうちメガネ」は、外へでかけるときのメガネと違って、おしゃれ度ゼロの、大きいものがおすすめ。大きくカバーできるような、ゴーグルのような形が望ましいでしょう。

加えて、ブルーライトをカットできる機能もついていれば万全です。

ブルーライトというと「青い光」だと思われがちですが、そうとは限りません。たとえば、LED蛍光灯の光は白色に見えますが、その中にはブルーの光線も混じっています。昔の蛍光灯にはあまり含まれていませんでしたが、今の照明はLEDが多いですね。LEDの光にはブルーライトが多く、LED蛍光灯のほか、ご存じのとおりテレビやパソコンの画面からも出ています。おうちメガネで、光線の刺激から目を守りましょう。

なお、屋外ではサングラスをかけるのも良い方法です。こちらは紫外線カット機能のあるものを使いましょう。

サングラス自体の色は、黒でも青でもOK。たとえ色のついていない伊達メガネでも、紫外線カット機能さえついていれば、眼球や目の周りの皮膚の老化をしっかり予防できます。

おすすめ生活習慣⑦　抗酸化物質を摂る

カシスのポリフェノールがクマを抑える！

目もとや眼球の周りには、血管を通じて随時栄養が運ばれています。

ではその栄養はどこからくるのかというと……そう、食事です。

「あなたの身体は、あなたが食べたものでできている」と言いますね。ならば、目にも肌にも良い食事をとることはとても重要です。

老化を防ぐのにもっとも効果があるのは、抗酸化物質です。

「老ける」とはすなわち、体内組織が酸化する＝錆びることだからです。

抗酸化物質というと「ポリフェノール」を思い浮かべる方が多いでしょう。目に良い食べ物として有名なブルーベリーに含まれる「アントシアニン」も、ポリフェノールの一種です。

ブルーベリーばかりが目立っていますが、カシスはさらにおすすめ。カシスに含まれるアントシアニンは、クマを改善する効果があるのです。

生のものはめったに売っていませんが、冷凍食品ならば手に入りやすいでしょう。それでもなければサプリメントとして摂取するのも良い方法です。

なお、アントシアニンよりもさらに「推し」なのが「ルテイン」です。ルテインは目の健康に有効で、しかも目に集まりやすいのです。水晶体や、目の奥にある「黄斑」にはルテインがたくさん集まっています。

ルテインは、光を吸収して目を保護してくれます。紫外線のダメージから守ってくれるので、別名「天然のサングラス」とも言われています。

できれば毎日、ルテインを6～10ミリグラムほど摂りましょう。多く含まれる食品の代表格はほうれん草。半束程度を、お浸しや炒め物にして食べると良いでしょう。ルテインは熱を加えてもさほど変化しないのも嬉しいところです。

ほか、オメガ3系の油は涙の質を良くしてくれます。青魚のほか、亜麻仁油やえごま油を加熱せず野菜にかける方法なら、手軽に摂ることができます。

おすすめ生活習慣⑧

夜は部屋を暗くする

良質な睡眠をとって「青クマ」を防止!

自律神経のバランスを整えると、睡眠の質が良くなります。

自律神経はホルモン分泌のサイクルをつかさどっています。夜になると副交感神経のスイッチが入り、「メラトニン」というホルモンが分泌され、眠気が自然に訪れます。……本来はそうなるはずなのですが、現代人の生活は、このサイクルが狂いがちです。

メラトニンは、「朝~日中に光をしっかり浴びる」「夜は部屋の中を暗くする」ことでしっかり分泌されますが、今は昼間も屋内にいることが多く、しかもコロナ禍で太陽の下に出る機会は減少しています。夜は夜で、部屋の照明を煌々とつけていたり、スマートフォンやテレビやパソコンのブルーライトを浴びたりしています。

200万年にわたる人類史の中で、このような生活はたかだか100年にすぎません。ですから自律神経も、この変化に対応できておらず、夜になっても光を浴びていれば、副交感神経に切り替わることができません。

就寝の直前までスマートフォンやパソコンを見ていたら、ベッドに入ったあともなかなか寝つけません。眠れたとしても夜中に目覚めたり、朝になっても疲れが残ったままだったり。そんなときは当然、青クマも出ているでしょう。

仕事でどうしても夜にパソコンを使わなくてはならないなら、ブルーライトをカットする「おうちメガネ」をかけること。そんな事情はないけれど、どうしてもスマートフォンを見たい……という方は、せめてブルーライトをカットするフィルムを液晶画面に貼りましょう。

そして、就寝の少なくとも30分前にはブルーライトはすべてオフに。部屋の照明も暗めに落として、歯磨きや着替えなどの寝る準備をしましょう。このとき、軽くストレッチをすると、さらにリラックス効果が上がります。

最後は、照明を完全にオフにして真っ暗に。これで自然な眠りが訪れます。

おすすめ生活習慣⑨

ふくらはぎを鍛える

「第二の心臓」を元気にして血流アップ

「立ち仕事」の方――中でも、お店での接客や工場での作業など、同じ姿勢で立っている時間が長い仕事をしている方は、知らず知らずのうちに目が悪影響を受けています。脚に血流が溜まり、顔周辺まで血が巡らなくなりがちだからです。

全身に血を巡らせるため、意識的に運動をすることが必要です。

効果的なのは、下半身の筋肉を鍛えること。筋肉がつくと脂肪が燃えやすくなり、血流もアップします。

中でも重要なのが、ふくらはぎを鍛えることです。

ふくらはぎは「第二の心臓」と呼ばれています。ふくらはぎの筋肉が、下半身に下りてきた血液を心臓まで還流させる「ポンプ」の役割を果たしているからです。

ふくらはぎの筋肉を強めることで、全身の血液が効率よく循環するのです。

1日1セット、時間を見つけて、「つま先立ちをする→戻す」という運動をしましょう。回数は20回繰り返せばOKです。負荷をかけることで、筋肉は強くなっていくのです。

「ふくらはぎが太くならない？」という心配はご無用。ボディビルダーくらいまで鍛えない限り、筋肉は太くはなりません。

軽い運動で筋肉が適度につくと、むしろ引き締まった印象になります。美脚になって、目の血行不良も解消できて、まさに一石二鳥です。

机や壁に手をついて、ゆっくりとつま先立ちをする。

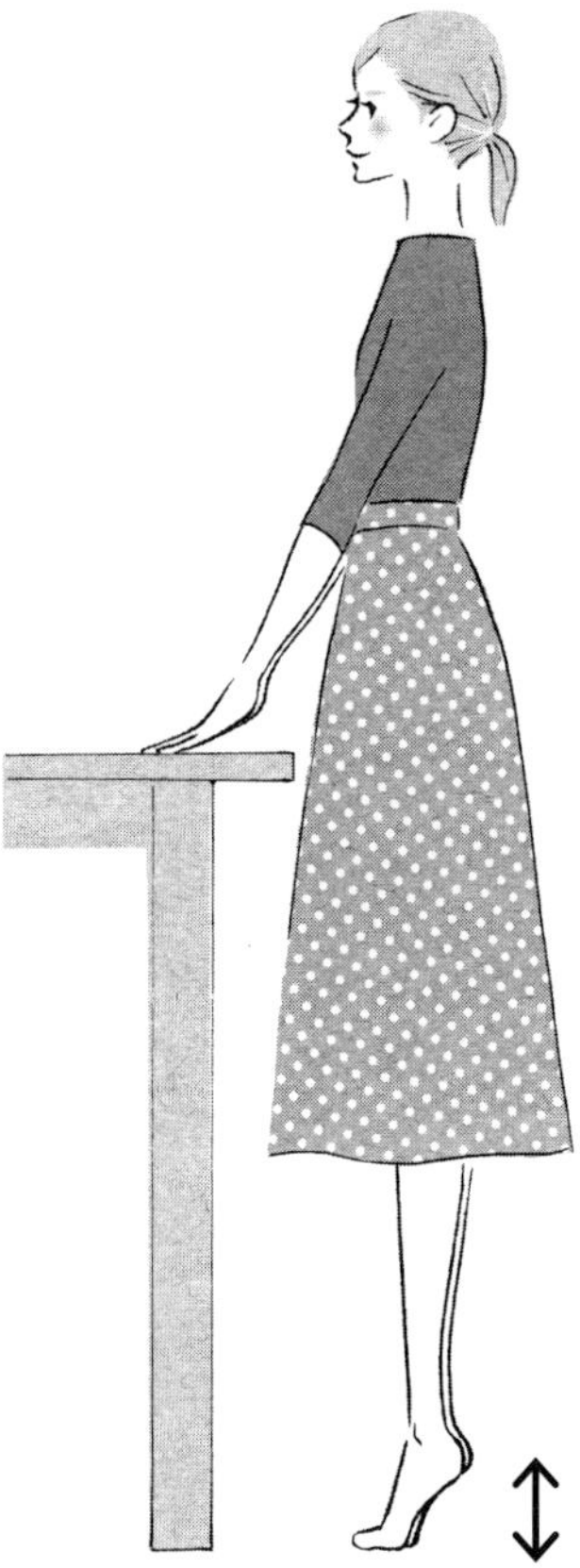

20回
1日1セット

おすすめ生活習慣⑩

バスタイムを最大限活用する

副交感神経を高めてキラキラ輝く目に

血流を良くする生活習慣の中でも、とりわけ効果が高いのがバスタイムです。目を温めるチャンスを大いに活用しましょう。

まず、お風呂の前にメイクを落とし、「目のきわシャンプー（59ページ）」まですませてしまいましょう。お風呂に持って入るタオルは、2枚、もしくは3枚と多めに。湯船の中で「ホットアイ（53ページ）」をすると、浴槽のお湯を使って、次々に温かいタオルに取り換えられます。電子レンジでチンするより、ずっと簡単ですね。目がジンワリと温かくなり、とてもリラックスできます。その後、「目の油出しマッサージ（54ページ）」や「顔のツボ押し（55ページ）」などをすると、さらにくつろいだ気分になれます。

このように、バスタイムで副交感神経をONにすると、全身の血流が大いにアップ。副交感神経が働き出すと、黒目の動きも良くなります。

お風呂から出たあとのケアも大切です。お風呂から出たあと、肌や目は乾燥を感じがちです。というのも、お風呂は極めて湿度が高いので、ほかの場所との差が相対的に際立つのです。

それを防ぐには、バスタブに浸かっている間、お風呂のドアを開けておくと良いでしょう。脱衣所に湯気を出しておくと、湿度の差をそれほど感じずにすみます。その後に入る部屋も、加湿器をつけておくか、濡れタオルを吊っておくなどして、湿度を上げておきましょう。また、お風呂上がりに目薬を一滴さすのも、目の乾燥を防ぐのに効果的です。

お風呂上がりにコップ一杯の水を飲むのもおすすめ。脱水を防ぎ、上がった血流をそのままキープできます。

その流れでストレッチをするとなおベター。気持ちよく身体を伸ばせば、リラックス効果でさらに血流が改善できます。

最重要ポイントは「血流」にあり

複数のケアが、相互作用的に効いていく

紹介してきたこれらの対処法は、「ひとつの悩みにひとつの対処」という風に、単純に結びつけられるわけではありません。クマにも、たるみにも、ドライアイにも同時に効くケアがいくつも出てきます。

また、ひとつの悩みが、ひとつのケアで解消するわけでもありません。

たとえば「シワ」の原因は、血流不足による新陳代謝の滞りのほかにも、乾燥や、物理的なダメージ、紫外線などがあります。

ですから対処法も、血流改善トレーニングだけでなく、「目を保湿する」「コンタクトレンズの使用は短時間にする」「紫外線をカットする」「抗酸化物質を摂取する」など、いろいろあります。

108ページで、それぞれの悩み別に、原因と対処法を整理しています。そこで自分の悩みにどんなケアが効くのか、確認しておきましょう。

なお、対処法は、前半が「セルフケア」、後半が「おすすめの生活習慣」となっています。セルフケアは、難しくもつらくもなく、簡単にできます。ゲームのような感覚で楽しめるものもあります。

大事なのは「継続すること」ですが、1日くらい忘れても、2日目に再開すればよい、という風に、気楽に構えましょう。自分に厳しくしすぎないほうが、むしろ長続きしやすいのです。

生活習慣も、すべてをいっぺんに行おうとしないこと。できそうなもの、やりたいものからとり組みましょう。

ひとつが習慣化したら、別の習慣もとり入れて、それにも慣れたら3つ目を……と少しずつステップを上がっていくのがおすすめです。少しずつ着実に、「目に良い生活」を確立していきましょう。

すべての基本は「温め」にあり

攻めと守りの両面でスッキリ目になる！

多くの対処法で、「血流」と「筋力」がキーワードになっています。

血液は、肺で酸素を受けとったあと、心臓からポンプのように送り出され、動脈を通じて身体の隅々まで酸素や栄養分を運搬します。そして静脈を通って心臓→肺まで還流し、老廃物は体外に排出します。

つまり血流とは、ターンオーバーを促す流れ。目の周りの血流が上がれば新陳代謝が活発になり、老化を食い止めることができます。

では、筋力アップの目的は何でしょうか。筋肉がきちんと働けば皮膚の垂れ下がりが抑えられ、眼球のコントロール力も向上します。目もとがスッキリするだけでなく、ものを見るときにピントが合いやすくなり、老眼改善にも有効です。また、筋肉を動かすことでその場所の血流も良くなり、新陳代謝アップにもつながります。

目の筋力アップは、通常の筋トレのようなハードさとは無縁。ストレッチしてほぐす動きも多く、目の疲れがとれて視界が明るくなります。

また、血流と筋肉へのアプローチは、双方とも「温める」アプローチです。目のケアは、ほとんどが「温め」に集約されると言っても良いでしょう。冷え性の人はとくに、温めを意識することが大切。目が温まると、涙の成分のひとつである油分が溶けてきちんと分泌されるので、涙の質がアップし、眼球を厚く覆ってくれます。目の潤いが上がると、目が光に反射しやすくなり、少女漫画の主人公のような「キラキラ輝く目」が手に入ります。

以上が「攻めのケア」だとしたら、「守りのケア」は、物理的刺激を避けることと言えます。こちらは生活習慣のほうで多く登場しますが、目をこすったり、コンタクトレンズがまぶたの裏にあたったり、紫外線を浴びたりといった刺激を避けるケアをこまめに行うことで、10年後、20年後の目もとが確実に変わるでしょう。

第三章

放っておけない危険なサイン

サイン①　目やにが朝以外にも大量に出る

「結膜炎」には3つの原因がある

目もとや眼球の変化は、加齢によるものだけとは限りません。

実は重大な疾患の兆候だった、ということもあります。

そんな兆候には、「よくある変化」とは違う、いくつかの特徴があります。

この章では、そんな危険なサインの見分け方についてお話ししましょう。

朝に出る目やには、眼球がターンオーバーしている印なので、量が異様に多くない限り、心配する必要はありません。

しかし、多すぎる目やにがまぶたに貼りつき、目を開けなくなるほどになったり、朝以外にもひっきりなしに出たりする場合は要注意。

悪い病気であることはめったにありませんが、目に何らかの異常が起こっていることは確かです。

よくあるのは、アレルギー性の目やに。花粉など、アレルギー反応を起こす物質が目に付着することで、粘り気のある目やにが出ます。

これを「アレルギー性結膜炎」と言います。

「結膜」とは、まぶたの裏と、眼球の前部をカバーしている半透明の膜のこと。ここが炎症を起こすと、目やにのほか、充血や、目の違和感、痛みなどの症状が出ます。

ほか、細菌感染による「細菌性結膜炎」、ウイルスによって起こる「ウイルス性結膜炎」もあります。ウイルス性の場合、周囲に感染させてしまう可能性もあります。まずはすみやかに眼科に行き、原因を特定してもらいましょう。眼科では、目やにの成分を調べて、原因を特定します。細菌性なら抗菌薬が、ウイルス性なら対症療法の薬が処方されます。

アレルギー性ならば、ステロイドの目薬や、抗アレルギー作用のある目薬を処方してもらえるでしょう。

サイン② まぶたが片目だけ下がる

脳動脈瘤なら、命にかかわる危険あり

眼瞼下垂が「片目だけ」起こることはときどきあります。たまたま片目だけ老化が進んでいるだけ、ということもありますが、そう自己判断して、放置してはいけません。

中には、脳の「動脈瘤」が原因になっているケースがあるからです。

動脈瘤とは、動脈の壁が薄くなったところに血液が流れ込み、「コブ」のような膨らみができた状態のこと。このコブができると、そばにある神経が圧迫され、さまざまな異常が現れます。

片目だけの眼瞼下垂が起こるのは、「動眼神経」が圧迫されたときです。動眼神経はまぶたの動きをつかさどる働きがあるので、ここが圧迫されるとまぶたを持ち

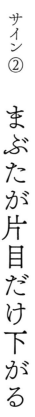

上げられなくなるのです。

まぶたの下がりが起こるほど圧迫しているということは、かなり大きくなっていると考えられます。ほかにも、ものが二重に見えたり、頭痛がしたり、といった症状が出てくることがあります。

放置するのは非常に危険。意識障害、運動機能障害などのほか、動脈瘤が破裂すればくも膜下出血に至り、命を落とすことにもなりかねません。

ですから、すぐに医師の診察を受けましょう。眼科で診てもらったあと、最終的には動脈瘤の治療のために、脳神経外科を受診することになるでしょう。

治療は、破裂の可能性が低い動脈瘤の場合ならば経過観察となりますが、可能性ありと見れば、防ぐための手術が行われます。

手術には2種類あり、ひとつは「開頭クリッピング術」。動脈瘤の根元をクリップで挟み、血液が流れ込まないようにして行う開頭手術です。もうひとつは「コイル塞栓術《そくせんじゅつ》」。脚の付け根から脳までカテーテルを入れ、動脈瘤の中にコイルを詰めるという方法です。

サイン③

まぶたの下がりに朝晩で差がある・眼が飛び出してくる

自己免疫疾患が眼に影響を与えることも

老化による眼瞼下垂は、時間によって下がり方に変化が出ることはあまりありません。しかし、もし「朝はそうでもないのに夕方〜夜にかけて下がる」といった特徴があるなら要注意。「重症筋無力症」という疾患の疑いがあります。

これは、脳からの指令が筋肉に伝わりにくくなる自己免疫疾患です。

脳からの指令は、神経の末端から筋肉に向かって放出される「アセチルコリン」という物質によって伝えられますが、それを受けとる「アセチルコリン受容体」の働きを妨げる抗体ができてしまうため、こうした症状が起こります。

手足や口の中、飲み込む筋肉などさまざまな筋力が低下する「全身型」もありますが、眼瞼下垂を伴うのは「眼筋型」。まぶたが下がるほかに、ものが二重に見える症状も起こります。

治療は神経内科で、内服薬、免疫グロブリン療法、血液浄化療法など、症状に合わせてさまざまな方法がとられます。

眼に変調をきたす自己免疫疾患は、もうひとつあります。

「最近、目が大きくなったな」と思ったら、ポジティブにとらえる前に、合わせ鏡で横顔をチェックし、目が「前に飛び出していないか」を確認してみましょう。

もし眼球が前に出てきているとしたら、バセドウ病（甲状腺機能亢進症《こうしんしょう》）の可能性があります。バセドウ病は、甲状腺ホルモンの過剰分泌によって、新陳代謝が「起こりすぎる」病気。老廃物が多く発生し、心臓や肺に沈着するほか、目の筋肉に溜まることもあり、目の突出を招きます。発汗、疲労感、頻脈のほか、甲状腺が腫れて喉が膨らんで見えることもあります。

治療法は、薬物療法、放射性ヨウ素内用療法と、甲状腺を摘出する手術の3種類があります。

サイン④

ツルッとしていない ものもらいができる

とても珍しい「まぶたのガン」の可能性あり

目にプツッとできるものもらい（麦粒腫《ばくりゅうしゅ》）は、黄色ブドウ球菌などの常在菌に感染することで起こります。この菌は皮膚の上にいつもあるものなのですが、疲れていたり、身体の抵抗力が弱っていたり、汚れた手で目をこするクセがあったりすると感染が起こってしまいます。

とはいえ、ものもらいは誰もが一度は経験したことがある、身近な症状です。軽いものなら、市販薬で抑えることができます。

もし放置して悪化してきた場合は、眼科で抗生物質入りの目薬を処方してもらいましょう。まれに、症状が進んでしまって化膿することがありますが、その場合は切開して膿を出す処置を行います。

一方、一見ものもらいに見えて、実は怖い病気であることも。

一定の割合で「実はガンだった」というケースが起こりうるのです。

それは「脂腺ガン」という珍しいガンで、ものもらいと同じく、まぶたにプツリとできます。ものもらいと見分ける方法は、「ツルッと感」の有無を確かめることです。

普通のものもらいは、表面がツルッとしていて、色合いも白く、できものとしては「きれい」に見えます。対して脂腺ガンの場合は、表面に細かな凹凸があったり、黒っぽかったり、ときには少し出血していたりします。まぶたの形が変わるくらい大きくなり、視野が狭くなることも。

また、ものもらいのように、数日で治まっていくこともありません。「なんで治らないんだろう？」……と数日以上観察するのではなく、早急に診察を受けることが必要です。転移しやすいガンなので、早期発見・治療が不可欠です。

治療法は外科手術で、リンパ節にまで転移していれば、それも併せて切除。ほか、化学療法や放射線治療で対応することもあります。

サイン⑤

目が見えづらくなるほどの充血

「ぶどう膜炎」は症状が多様。しかもなかなか治らない

充血にも、意外な病気が隠れていることがあります。

充血がひどく、目が見えづらい症状まで伴うなら、「ぶどう膜炎」を起こしている可能性があります。

ぶどう膜とは、眼に入る光の量を調節する「虹彩」、眼のピントを調節する「毛様体」、眼に栄養を与えたり、保護したりする「脈絡膜」の3組織の総称です。

この周辺で起こる炎症が、ぶどう膜炎です。

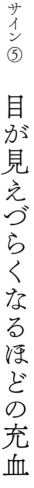

充血と視力低下のほか、目の痛み、目やになどの症状が現れることも。視界がやたらとまぶしく感じたり、霧がかかったように見えたりすることもあります。

原因によっては、眼以外の症状も出てきます。耳鳴り、聴力低下、不整脈、肝機能障害、腎機能障害、口内炎など多数。頭痛や発熱、皮膚症状が出てくる人も少なくありません。

ぶどう膜炎の原因は、病原菌の感染や、自己免疫疾患や悪性腫瘍、糖尿病などさまざま。原因が特定できないケースも、全体のうち3割ほどあります。

悪化すると失明の危険があるので、早めに眼科に行きましょう。

治療法は、原因によって変わります。細菌やウイルス感染が原因なら、抗菌薬や抗ウイルス薬で対処します。

薬は、炎症を抑えるステロイド剤。また、炎症により瞳の「円形」が崩れそうなときは、それを予防する「散瞳薬《さんどうやく》」の目薬が処方されます。

ひどい炎症になっていたら、結膜の下へステロイド剤の注射をしたり、静脈注射を打つこともあります。

なお残念なことに、ぶどう膜炎は決して治りやすい病気ではありません。人によっては、何年も治療に通うことになります。細菌性の場合は進行が非常に早いため、治癒後も視力低下が残りがちです。

サイン⑥

瞳孔の左右差・斜視・黄疸

脳疾患、肝機能障害……黒目と白目の異変は危険な兆候

瞳孔は通常、暗いところで大きく、明るいところでは小さくなります。

ですから原則的には、左右の瞳の大きさには差はないはずですが、ときどき、左右で大きさの違う人がいます。

生まれつきの場合は問題ありませんが、病気が原因で瞳孔に異常が現れることも、決して少なくありません。

中でも怖いのが、脳に腫瘍ができているケース。

「これまで左右差は気にならなかったのに、急に差が出てきた」、という場合は腫瘍が神経にダメージを与えている可能性があるので、すみやかに受診すべきです。

脳の腫瘍のせいで起こる症状には「斜視」も挙げられます。

斜視は、もともとの体質なら、健康上の問題はまったくありません。しかし、あるときから急に片方だけ目が外を向いてきた、という場合は、医師にしっかり診てもらったほうが良いでしょう。

黒目だけでなく、白目にも、病気のサインが現れることがあります。

加齢によって白目はだんだん黄ばんでくる、と前にお話ししましたね。

しかし、そういうレベルをはるかに超えて、白目が黄色になっているなら、黄疸《おうだん》が出ていると思われます。

黄疸とは、ビリルビンという黄色い色素が血中に増加して、皮膚や粘膜を黄色くしてしまう症状のこと。これは、ビリルビンを処理する肝臓の機能に異常が出ている兆候です。ほか、胆汁の流れが悪くなるせいで黄疸が起こるケースもあり。早めに血液検査を受けて、内臓の異常をキャッチしましょう。

サイン⑦

視界にいつも虫のようなものが飛んでいる

年齢を重ねれば誰でも出てくる症状でも、放置はＮＧ

年齢を重ねると、視界の中に、いつも小さなゴミのような点がいくつか見えるという人が多くなります。

この症状は、小さな虫が飛んでいるように見えるため、「飛蚊症《ひぶんしょう》」という名前がついています。しかし実際のところ、人によって見え方はいろいろ。少し透明感のある「カエルの卵」のよう、と表現する人もいます。

飛蚊症の原因は、眼球の中の汚れです。片目を塞いで視線を動かすと、どちらの目に汚れがあるかがわかります。ある程度明るい場所で、白い壁を見てみるとわかりやすいでしょう。

飛蚊症は、肌のシミと同じで、加齢とともに誰にでも起こる、よくある症状です。しかし、「だから安心」とは言い切れません。ほとんどは問題のないケースでも、ごくたまに、網膜剥離《もうまくはくり》へと進行していくものもあるのです。

「虫」がだんだん増えてきても「飛蚊症だから」と放置していた人が、あるとき、「視野の端っこが欠けてきた！」と駆け込んできて網膜剥離が見つかった、というケースが実際にありました。失明の危険あり、ということで即刻手術。まれなケースとはいえ、油断は禁物なのです。

定期的にチェックを受け、加齢による自然な飛蚊症かどうかを医師に判断してもらうことが大切です。

なお、「心配のない飛蚊症ですよ」とお伝えしても、「落ち着かないからとりたい」と希望される方はときどきいらっしゃいます。

そういうときの方法は、ないわけではありません。レーザーを使って汚れを飛ばしたり、眼球に穴を開けて内部を洗ったり、といった処置が「一応」可能です。

しかしこの処置は、目の炎症を起こすなど、リスクもあります。深刻な症状でないならば、気にしないでそのままにしておくことをおすすめします。

サイン⑧　薄い色の字が読みづらい

白内障は早めに見つけ、手術せずに進行を防ぐのが吉

白地の上の黄色い文字など、色の違いが不明瞭な字は読みづらいものですね。しかしその読みづらさが顕著になって、「まったく読めない」となると危険信号。コントラストが低下するのは、白内障の初期症状なのです。

ほかにも、「映画の字幕が読みづらい」「日光をまぶしく感じる」「お月様が2〜3個あるように見える」なども、白内障が疑われるサインです。

白内障は、眼球の中のレンズである「水晶体」が白く濁ることで起こります。加齢によってほとんどの人に起こる症状ですが、進行すると視界全体がぼやけたり、かすんだりして視力が低下。放置すると、緑内障を併発することもあります。

また、白濁が進むと、診察する医師も眼球の奥が見づらくなり、別の病気を見逃

してしまう可能性もあるので、早めの対策が必要です。

その対策は、目薬で進行をゆるやかにするか、もしくは手術です。水晶体を砕いて白濁部分を吸引する、という方法をとりますが、進行している場合は人工のレンズにとり換える必要があります。

この手術、「受けたくない」という人もいるでしょう。私も、手術は感染症などのリスクも伴うので、しなくてよい状態なら、しないに越したことはないと考えています。

その場合は、目薬を使いつつ、日々の生活で進行を防ぐ工夫をしましょう。

まず、外では紫外線に注意。紫外線カットができるサングラスは必需品です。

また、「ホットアイ（53ページ）」で血の巡りを良くすることも効果的です。

抗酸化作用のあるものを食べるのもおすすめ。白内障も、眼球の中の酸化だからです。ほうれん草やケールなど、ルテインをこまめに摂りましょう。

糖尿病の方はとくに、白内障を併発・進行させやすいので注意。血糖値を抑える食生活を心がけることが大事です。

サイン⑨　視野が欠ける

視野の欠けが自覚できる段階はもう「手遅れ」!?

最後に、サインの現れにくい目の病気、緑内障についてお話ししましょう。

緑内障は、視神経がダメージを受けることで視野が欠けていき、放置すると視神経が死んでしまって失明に至る病気です。

視神経がダメージを受ける原因はさまざまですが、そのひとつが、「眼圧」の上昇です。眼圧とは文字どおり、目の圧力のこと。眼球が柔らかいほど眼圧は低く、硬いほど高い状態となります。

緑内障の怖いところは、自覚症状が現れないことです。視界はゆっくり、徐々に狭まるので、たいていの人は異常に気づきません。「あれ、狭い？」と自分でもわかるときにはもうかなり進行していて、失明の危険が迫った状態。

ですから、早期発見が大事。定期的に眼科で検査するか、人間ドックのオプションメニューとして「眼底カメラ」を加えると良いでしょう。

初期に対処できれば、失明することはまずありません。残念ながら緑内障は「治療」はできず、進行を止めることしかできません。方法は目薬・レーザー・手術の3種類ですが、初期ならばリスクが少ない目薬で対応することになります。

なお、緑内障を予防したい方は、「生活習慣病予防」と同じノウハウが役に立ちます。塩分や糖分を控えめにして、高血圧や高血糖にならない食生活を心がけましょう。また、ビタミンAやビタミンCを多く摂っている人や、肉もしっかり食べている人は緑内障になりづらい、と言われています。偏食せず、バランスの良い食事をとることが大事です。

週に3回、30分程度の運動をすることも有効。座りっぱなしの姿勢が多い人は、ときどき立って身体を動かしましょう。

ストレスも眼圧を上げるので注意が必要。ストレスを上手に発散できる趣味や、自分がリラックスできる場所・時間を持っておくようにしましょう。

あなたの悩みには、このケアが効く！

悩み別 原因のおさらい＆対処法

症状	主な原因	対処法
たるみ	筋力の低下と皮膚のハリの低下	・筋力アップ 「ぎゅっとケア（56ページ）」／「目の見開き運動（57ページ）」／「高速まばたき（58ページ）」 ・血流アップ 「パーム温め（52ページ）」／「ホットアイ（53ページ）」／「癒しの呼吸（63ページ）」／「ストレス解消（64ページ）」／「顔のツボ押し（55ページ）」／ふくらはぎを鍛える（81ページ）
青クマ・赤クマ	血液の滞り	・血流アップ 「パーム温め（52ページ）」／「ホットアイ（53ページ）」／「線迷路（61ページ）」／「癒しの呼吸（63ページ）」／「ストレス解消（64ページ）」／ふくらはぎを鍛える（81ページ） ・睡眠改善 良質な睡眠をとる（79ページ）
茶クマ	紫外線や物理的刺激による色素沈着	・目をガード おうちメガネ・紫外線カットサングラスの着用（75ページ） ・抗酸化物質を摂る ポリフェノール、ルテイン、オメガ3系脂肪酸の摂取（77ページ） ・目の汚れをとる 「目のきわシャンプー（59ページ）」
黒クマ	脂肪 or たるみによる凹凸	・筋力アップ 「顔のツボ押し（55ページ）」／「ぎゅっとケア（56ページ）」／「目の見開き運動（57ページ）」／「高速まばたき（58ページ）」
シワ	乾燥・物理的刺激・紫外線・血行不良、新陳代謝の低下	・保湿 部屋の湿度調整（73ページ） ・目をガード おうちメガネ・紫外線カットサングラスの着用（75ページ） ・血流アップ 「パーム温め（52ページ）」／「ホットアイ（53ページ）」／「線迷路（61ページ）」／「癒しの呼吸（63ページ）」／「ストレス解消（64ページ）」／「顔のツボ押し（55ページ）」／ふくらはぎを鍛える（81ページ）

充血	血行不良により血管の量が増える	・血流アップ 「パーム温め（52ページ）」／「ホットアイ（53ページ）」／「線迷路（61ページ）」／「癒しの呼吸（63ページ）」／「ストレス解消（64ページ）」／ふくらはぎを鍛える（81ページ）
まぶたの下がり	まぶたの筋力の低下	・筋力アップ 「ぎゅっとケア（56ページ）」／「目の見開き運動（57ページ）」／「高速まばたき（58ページ）」
ドライアイ	涙の質の低下	・血流アップ 「パーム温め（52ページ）」／「ホットアイ（53ページ）」／「線迷路（61ページ）」／「癒しの呼吸（63ページ）」／「ストレス解消（64ページ）」／ふくらはぎを鍛える（81ページ） ・目の潤い 「目の油出しマッサージ（54ページ）」
涙が出る	涙の質の低下・眼球の表面のシワ	・血流アップ 「パーム温め（52ページ）」／「ホットアイ（53ページ）」／「線迷路（61ページ）」／「癒しの呼吸（63ページ）」／「ストレス解消（64ページ）」／ふくらはぎを鍛える（81ページ） ・目の潤い 「目の油出しマッサージ（54ページ）」／「高速まばたき（58ページ）」／目薬の点眼（71ページ）
白目の黄ばみ・シミ	血行不良、新陳代謝の低下、紫外線	・血流アップ 「パーム温め（52ページ）」／「ホットアイ（53ページ）」／「線迷路（61ページ）」／「癒しの呼吸（63ページ）」／「ストレス解消（64ページ）」／ふくらはぎを鍛える（81ページ） ・紫外線カット 紫外線カットサングラスの着用（76ページ）
黒目のズレ	眼球を動かす筋力の緊張	・眼筋トレーニング&ストレッチ 「3点寄り目エクササイズ（60ページ）」／「線迷路（61ページ）」
目の輝きの低下	涙の質の低下	・血流アップ 「パーム温め（52ページ）」／「ホットアイ（53ページ）」／「線迷路（61ページ）」／「のぞき見トレーニング（62ページ）」／「癒しの呼吸（63ページ）」／「ストレス解消（64ページ）」／ふくらはぎを鍛える（81ページ）

おわりに

この本で紹介したノウハウは、目もとや眼球の「美しさ」を保つためのものですが、同時に、目の「健やかさ」を保つ方法でもあります。

若々しい目もとや、キラキラ輝くまなざしを持つ人は、目の健康状態も良好です。逆に、夜中までスマートフォンを見続けたり、目をゴシゴシこすったり、アイメイクを丁寧に落とさなかったり……と、目をぞんざいに扱っている人は、健康上も美容上も「老けた目」になってしまいます。

つまり、目の健康と美容は、互いに深く結びついているのです。

目の症状を治療する＝目を健康にする仕事をしている私ですが、同時に、美容についての相談を受けることもしばしばあります。

たるみをとる手術やシワをとる注射を希望される方、目に関しての相談をされる方、さらに多いのは、この本でも紹介したセルフケアや生活習慣を実践される方々です。

これらはすぐに結果が出るものではありませんが、毎日続けることで着実に、目を健やかに、美しくします。

そして何よりのメリットは、「気持ち」と「生活」が変わるということです。見た目が衰えてきたというストレスで気持ちが沈んだり、苛立ったりしていた方も、若々しい目もとになることで、気持ちが前向きになります。心に余裕が出ることで、物事に興味関心がわき、活動的に日々を過ごせるようになるのです。

その結果、人間関係にも変化が出てきます。

「なぜか、周囲の人たちが私にはきちんと話をしてくれない」「私が一生懸命話しているのに聞いてもらえない」と悩んでいた方が、目の印象を良くすることでしっかりと聞いてもらえるようになったそうです。

また、見た目を気にしてつい伏し目がちになっていた方が、人と積極的にコミュニケーションをとれるようになった、という話も。

みなさんもぜひ、そんな「変身」を遂げてみてください。健やかで美しい目になって、これからの毎日を楽しく過ごしていただけることを、願ってやみません。

〈著者略歴〉

平松 類（ひらまつ・るい）

医師　医学博士
愛知県田原市生まれ。昭和大学医学部卒業。現在昭和大学兼任講師、二本松眼科病院副院長。無料で目の情報をYouTube「眼科医平松類チャンネル」で提供中。北海道から沖縄まで全国から患者が集まる。わかりやすい解説が好評でテレビやラジオなどでも活躍。著書に『1日3分楽しむだけで勝手に目がよくなる！ガボール・アイ』（ＳＢクリエイティブ）『患者が絶えないカリスマ眼科医がやっている失明しない習慣』（小学館）など多数。

装幀イラスト　河南好美
本文イラスト　東山容子
装幀デザイン　小口翔平＋阿部早紀子（tobufune）
本文デザイン・組版　朝日メディアインターナショナル株式会社
編集協力　林加愛
制作協力　村田隆（bluestone）

眼科医が教える
あきらめていた目もとのクマ・たるみは自分で治せる！

2021年10月5日　第1版第1刷発行
2025年1月15日　第1版第18刷発行

著　者　平松 類
発行者　村上雅基
発行所　株式会社PHP研究所
京都本部　〒601-8411　京都市南区西九条北ノ内町11
〔内容のお問い合わせは〕暮らしデザイン出版部 ☎075-681-8732
〔購入のお問い合わせは〕普 及 グ ル ー プ ☎075-681-8818
印刷所　大日本印刷株式会社

©Rui Hiramatsu 2021 Printed in Japan
ISBN978-4-569-85022-1
※本書の無断複製（コピー・スキャン・デジタル化等）は著作権法で認められた場合を除き、禁じられています。また、本書を代行業者等に依頼してスキャンやデジタル化することは、いかなる場合でも認められておりません。
※落丁・乱丁本の場合は、送料弊社負担にてお取り替えいたします。